専門医が教える

SUPER DOCTOR SERIES

慢性腎臓病でも長生きする方法

木村健二郎

地域医療機能推進機構
東京高輪病院院長

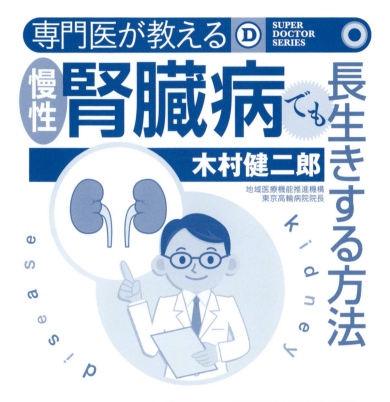

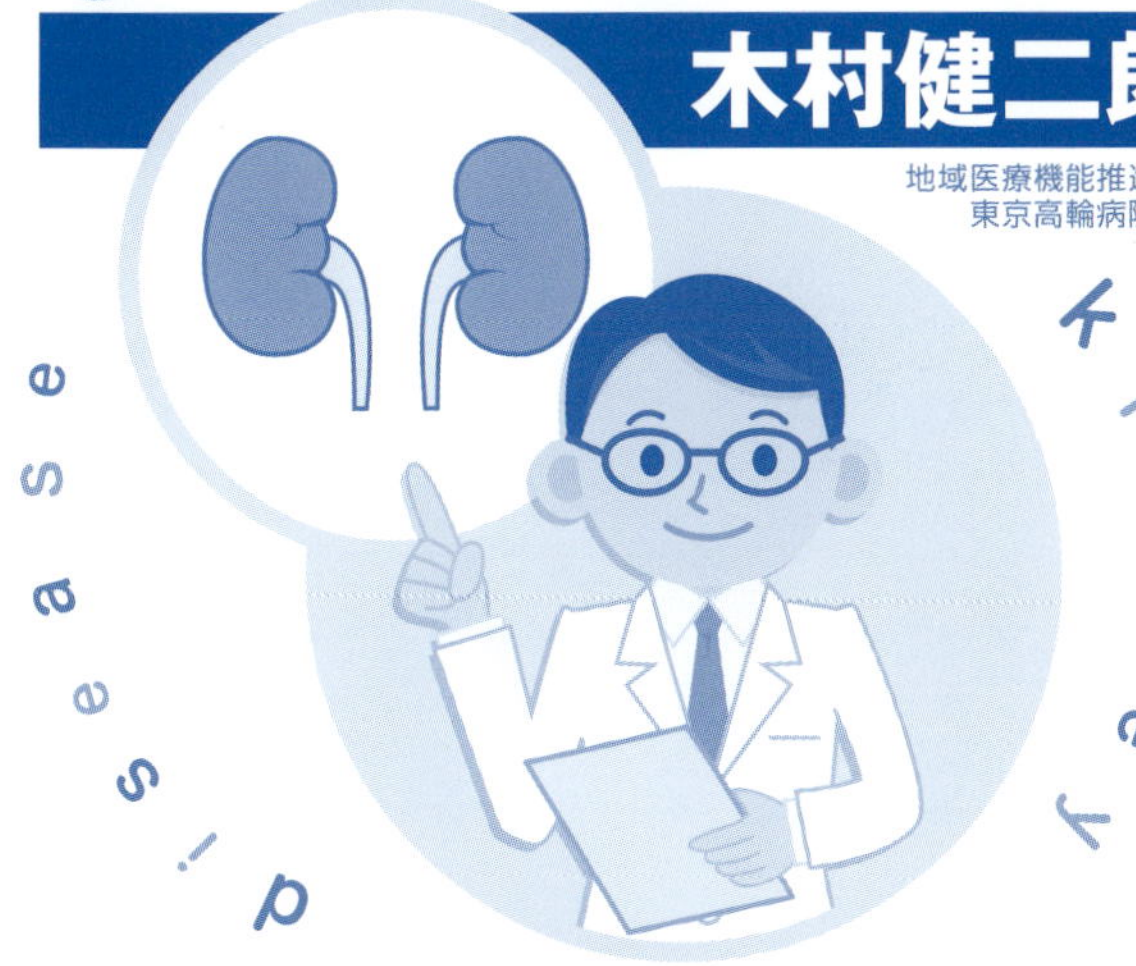

幻冬舎

旬が満載

我慢いらずの

絶品!長寿レシピ

春

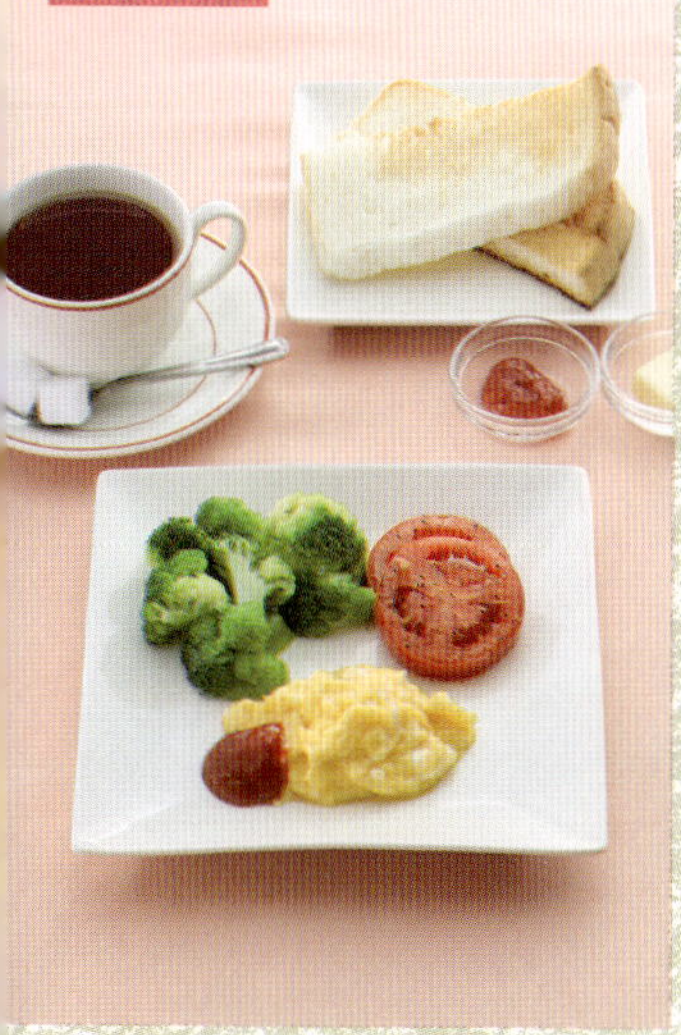

夏

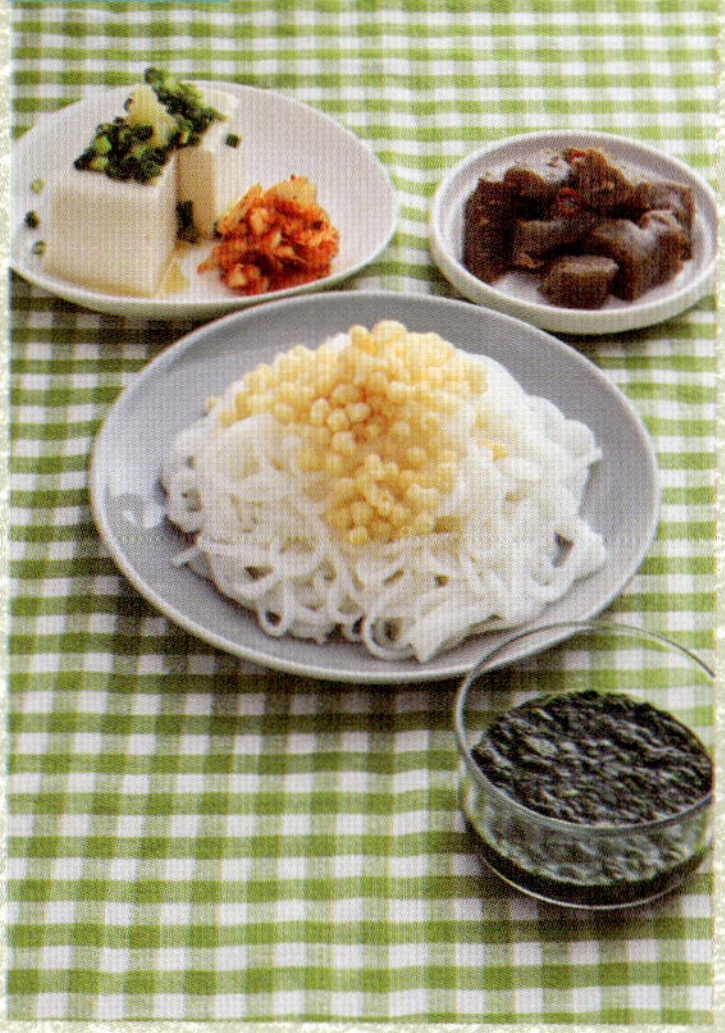

秋·冬

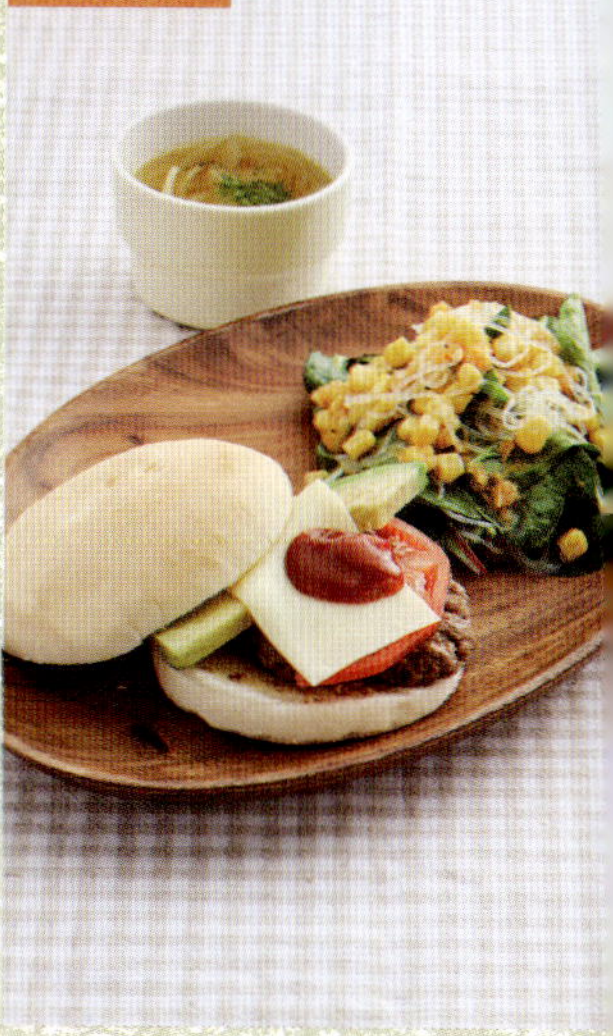

Point

季節ごとに
朝食·昼食·
夕食を紹介

Point

低たんぱく質の
おやつレシピも
あり!

Point

栄養計算なしで
組み合わせが
自由自在

慢性腎臓病の食事療法では、エネルギーの調整、塩分制限、たんぱく質制限が必要です。

“難しそう”“手間がかかる”と思い、取り組むのをためらう人もいるでしょう。

本書のレシピを使えば簡単です。

3日分のレシピをそのままつくるのはもちろん、自由に組み合わせるのもよし、
好きな食材に変えてつくるのもよし。めん類や丼物、おやつも食べられます。

食事療法の“第一歩”として、ぜひ活用してください。

春

夕食

えび春巻きと春づくし定食

えび春巻き／たけのこの煮物／菜の花の和え物／ピースごはん

1人分の栄養	
エネルギー	627kcal
塩分	2.3g
たんぱく質	15.6g

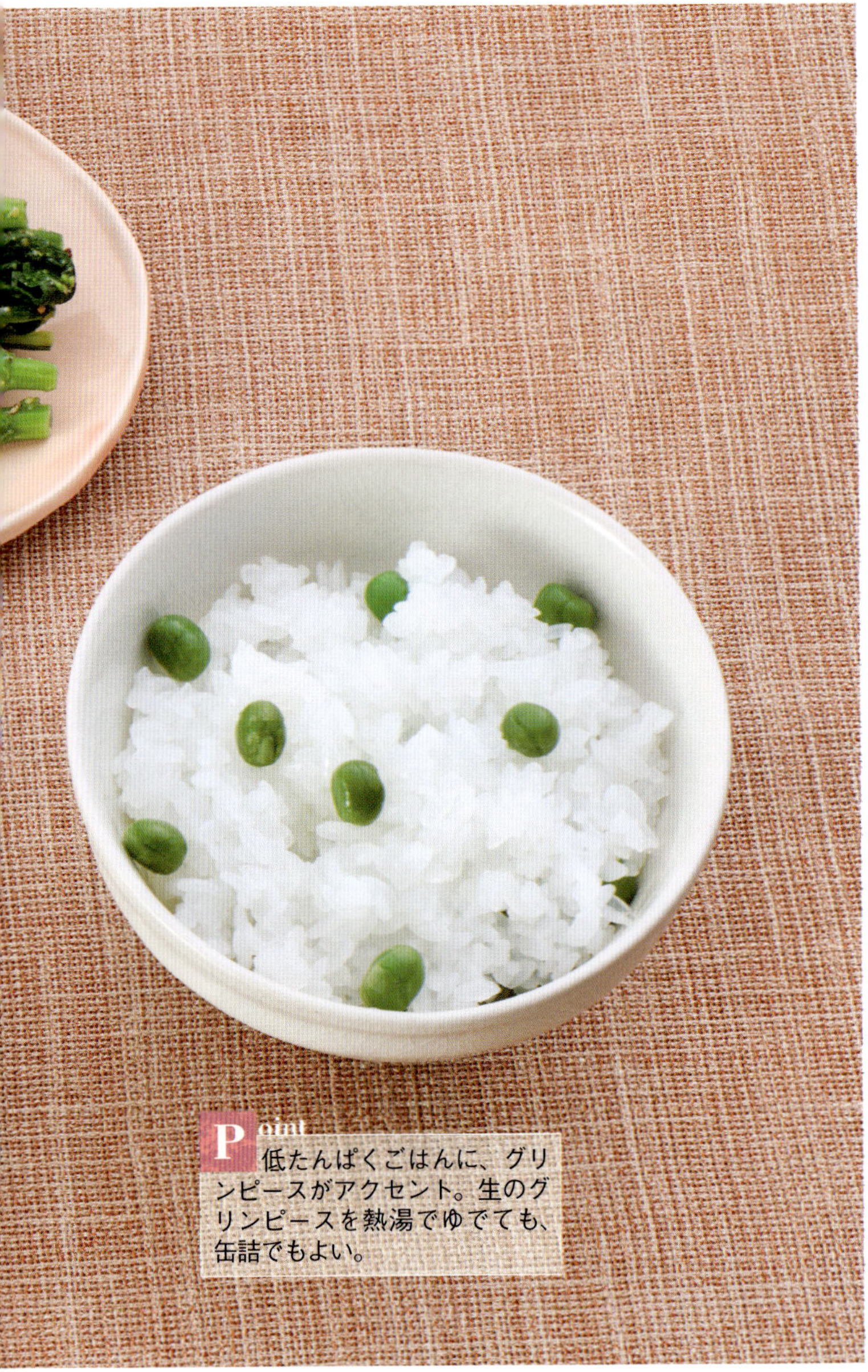

Point 低たんぱくごはんに、グリンピースがアクセント。生のグリンピースを熱湯でゆでても、缶詰でもよい。

Point
だしをきかせることで塩分量が減り、たけのこの味が引き立つ。

Point
春野菜の代表ともいえる菜の花。熱湯でゆでた後、しっかり水けをきりカリウム量を減らす。小松菜で代用するのもよい。

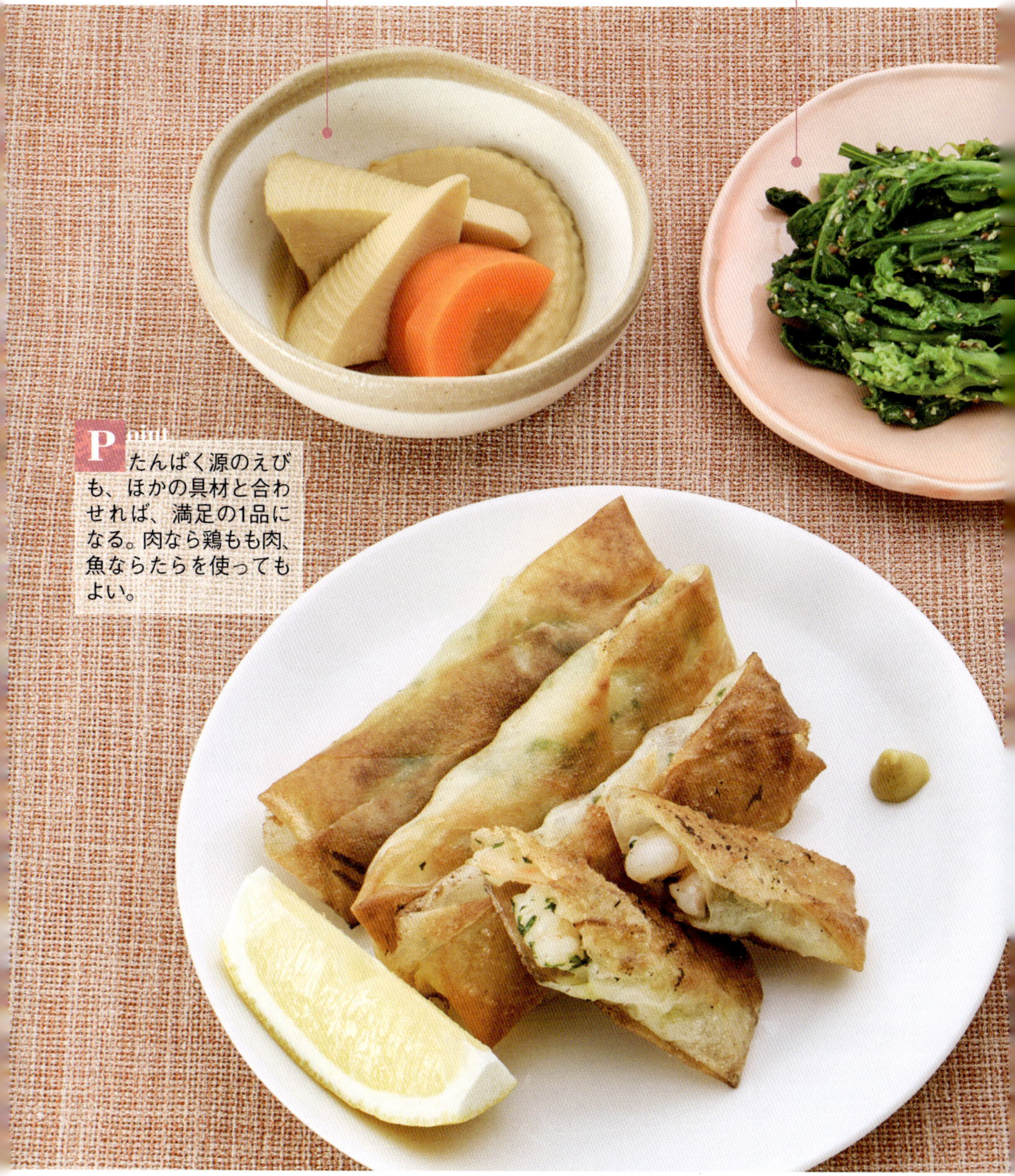

Point
たんぱく源のえびも、ほかの具材と合わせれば、満足の1品になる。肉なら鶏もも肉、魚ならたらを使ってもよい。

昼食

春野菜のグラタンランチ

春野菜とでんぷん餅のグラタン／水菜のツナマヨ和え／清美オレンジ

Point
水菜は冬から初春が旬。マヨネーズで調味することで、エネルギーアップ＆低塩分になる。

Point
オレンジは、¼個程度に。果物はカリウムが多いものもあるので、食べすぎないように。

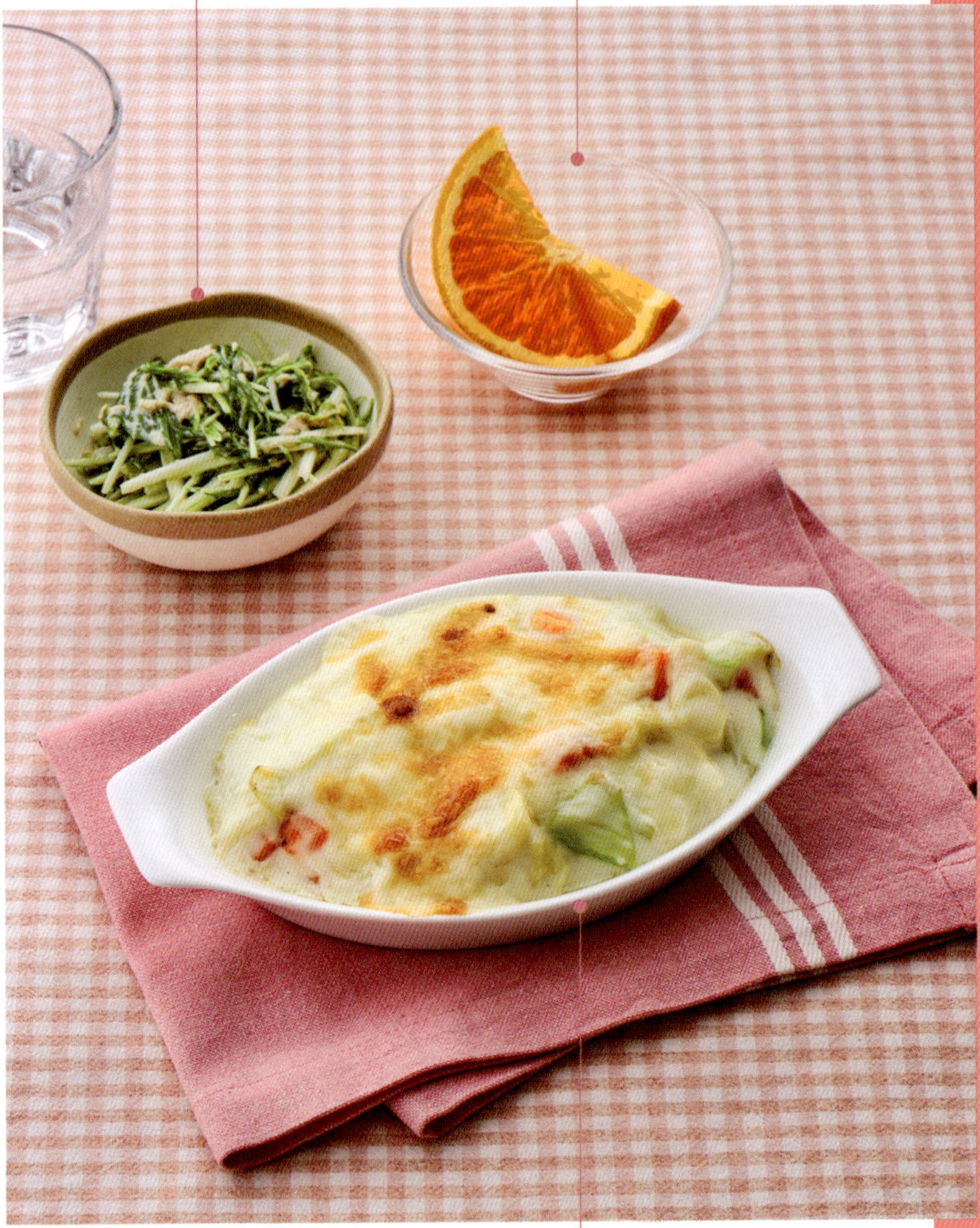

1人分の栄養	
エネルギー	603kcal
塩分	1.8g
たんぱく質	13.6g

Point
マカロニの代わりに、低たんぱく質のでんぷん餅を使っている。野菜の量は多くないが、小さく切って使うことで、どこを食べても春野菜を味わえる。

朝食

卵とトマトのモーニングプレート

スクランブルエッグ／トマトソテー／ブロッコリーのサラダ／トースト／紅茶

Point 砂糖を入れて味わえば、エネルギーアップになる。甘さが気になるなら、「粉あめ（でんぷんからつくった甘味料）」を使用するとよい。

Point 低たんぱくパンを使う。エネルギーアップのために、バターやジャムを添える。

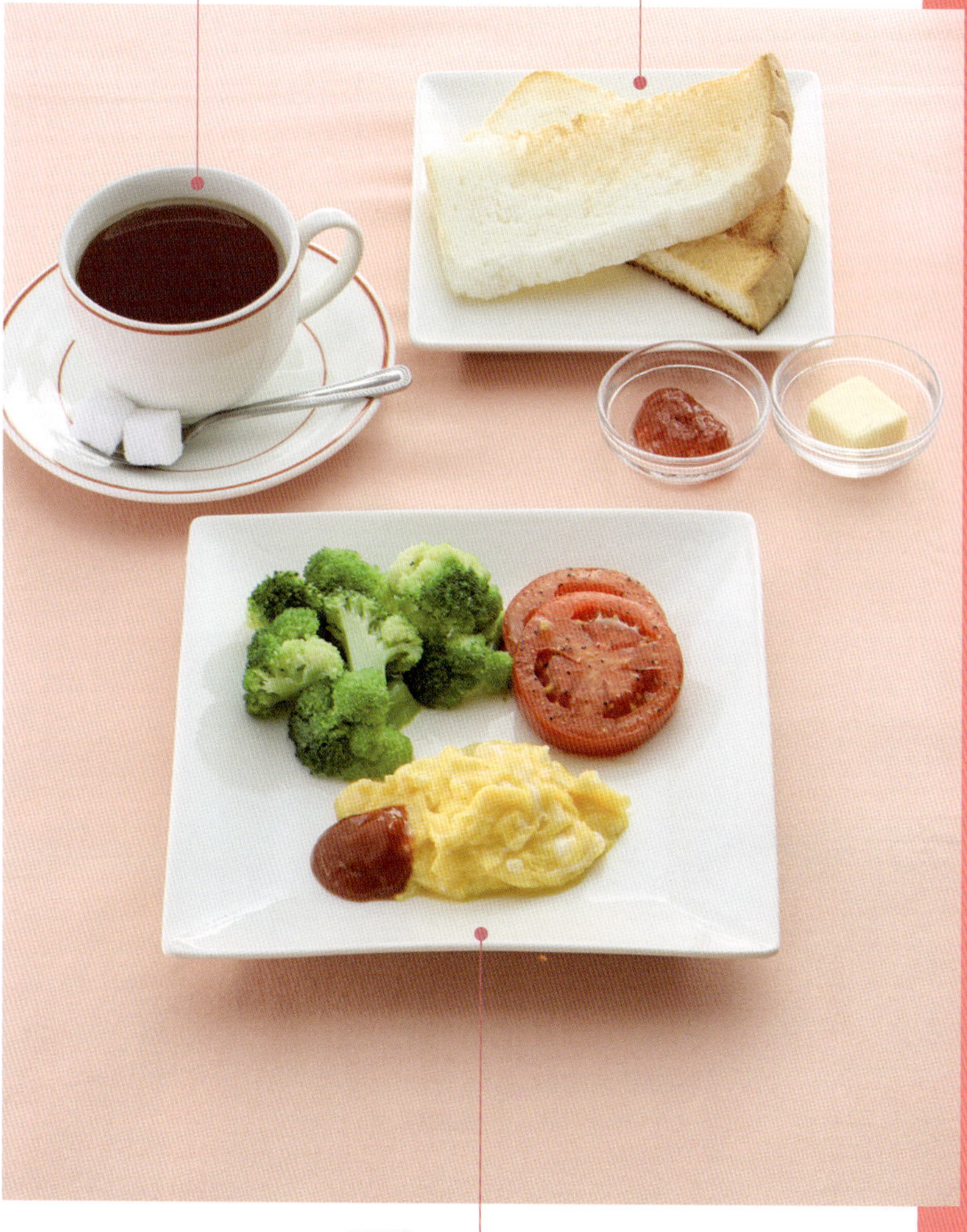

Point スクランブルエッグは、バターを使い、塩は入れずにケチャップで味わえば、減塩＆エネルギーアップに。添える野菜は、ソテーにしたりドレッシングをかけてエネルギーを増やす。

1人分の栄養	
エネルギー	571kcal
塩分	1.2g
たんぱく質	9.9g

夏

夕食

夏野菜カレーと冷製スープセット

夏野菜カレー／ゆで卵とオクラのサラダ／自家製ピクルス／くずの冷製スープ

1人分の栄養	
エネルギー	777kcal
塩分	2.3g
たんぱく質	16.2g

Point
コンソメのみの味つけなので、かなり低塩分だがコクがある。くずのとろみでのど越しもいい。

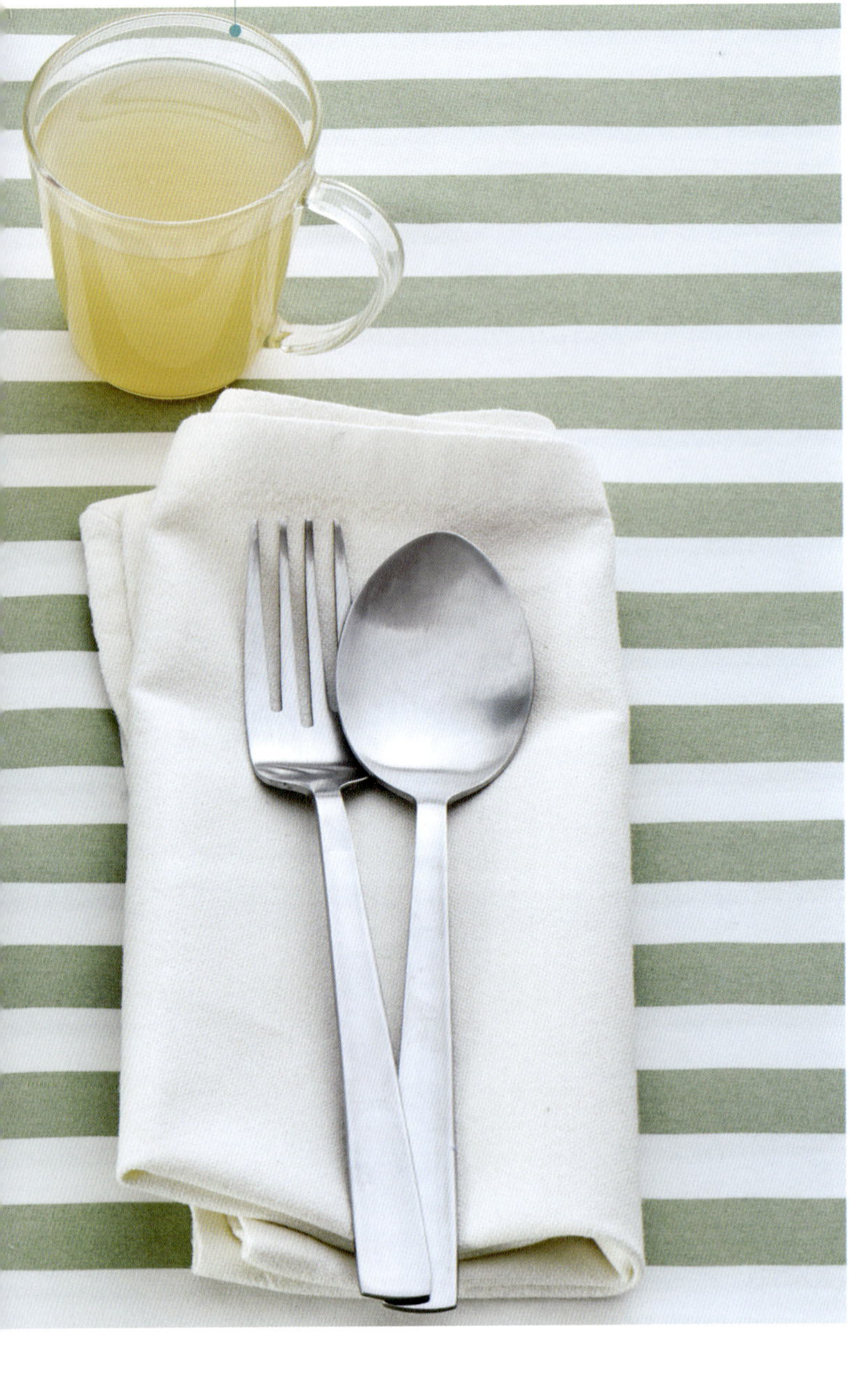

Point
マヨネーズにこしょうを合わせることで、コクとスパイスがきいた一味違う味わいに。卵ととてもよく合う。

Point
漬け物の代わりには、自家製ピクルスがおすすめ。味つけは酢と砂糖のみ。

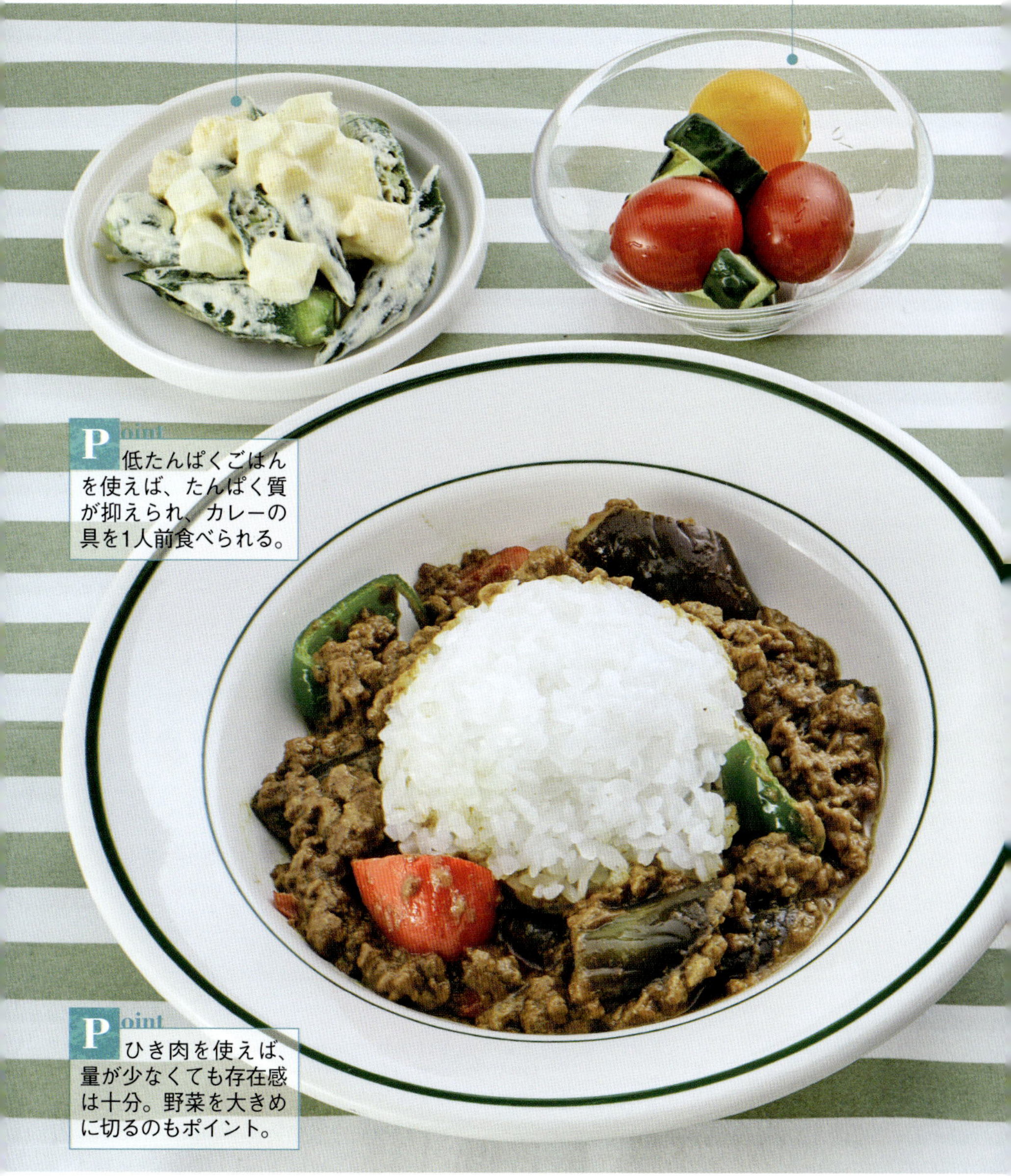

Point
低たんぱくごはんを使えば、たんぱく質が抑えられ、カレーの具を1人前食べられる。

Point
ひき肉を使えば、量が少なくても存在感は十分。野菜を大きめに切るのもポイント。

昼食

スタミナ冷奴とつけうどん定食

モロヘイヤのつけうどん／スタミナ冷奴／こんにゃくのピリ辛煮

Point キムチとごま油を使って韓国風の味つけに。しょうゆを一滴も使わない、おいしい冷奴ができる。

Point こんにゃくはたんぱく質をほとんど含まない。味つけは、だしと鷹の爪を活かして低塩分に。

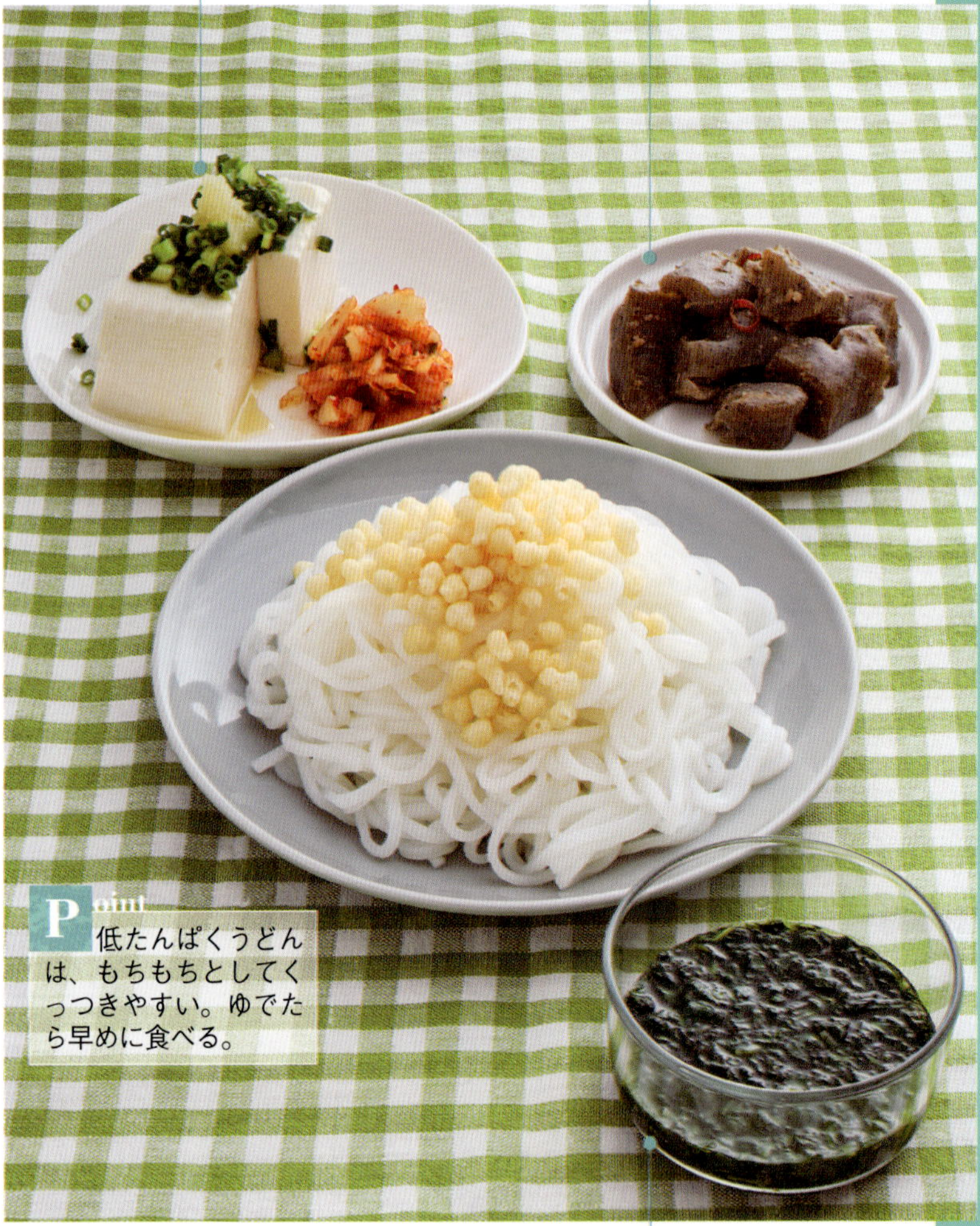

Point 低たんぱくうどんは、もちもちとしてくっつきやすい。ゆでたら早めに食べる。

Point モロヘイヤは少し渋みがあり、独特の味がおいしい。塩分対策でめんつゆを減らす分、めんにからみやすい粘りのある野菜を加える。オクラでもよい。

1人分の栄養	
エネルギー	554kcal
塩分	2.4g
たんぱく質	11.3g

朝食

ぎん鮭塩焼きの朝定食

ぎん鮭塩焼き／じゃがいものバターしょうゆ炒め／いんげんのおかか和え／ごはん

Point
薄くスライスして水にさらせば、カリウム量が減る。少量の調味料でもよくからみ、しっかり味を感じられる。

Point
おかかで和えるのが減塩のコツ。かつお節の香りと味で、しょうゆが少なくてもしっかりした味わいに。

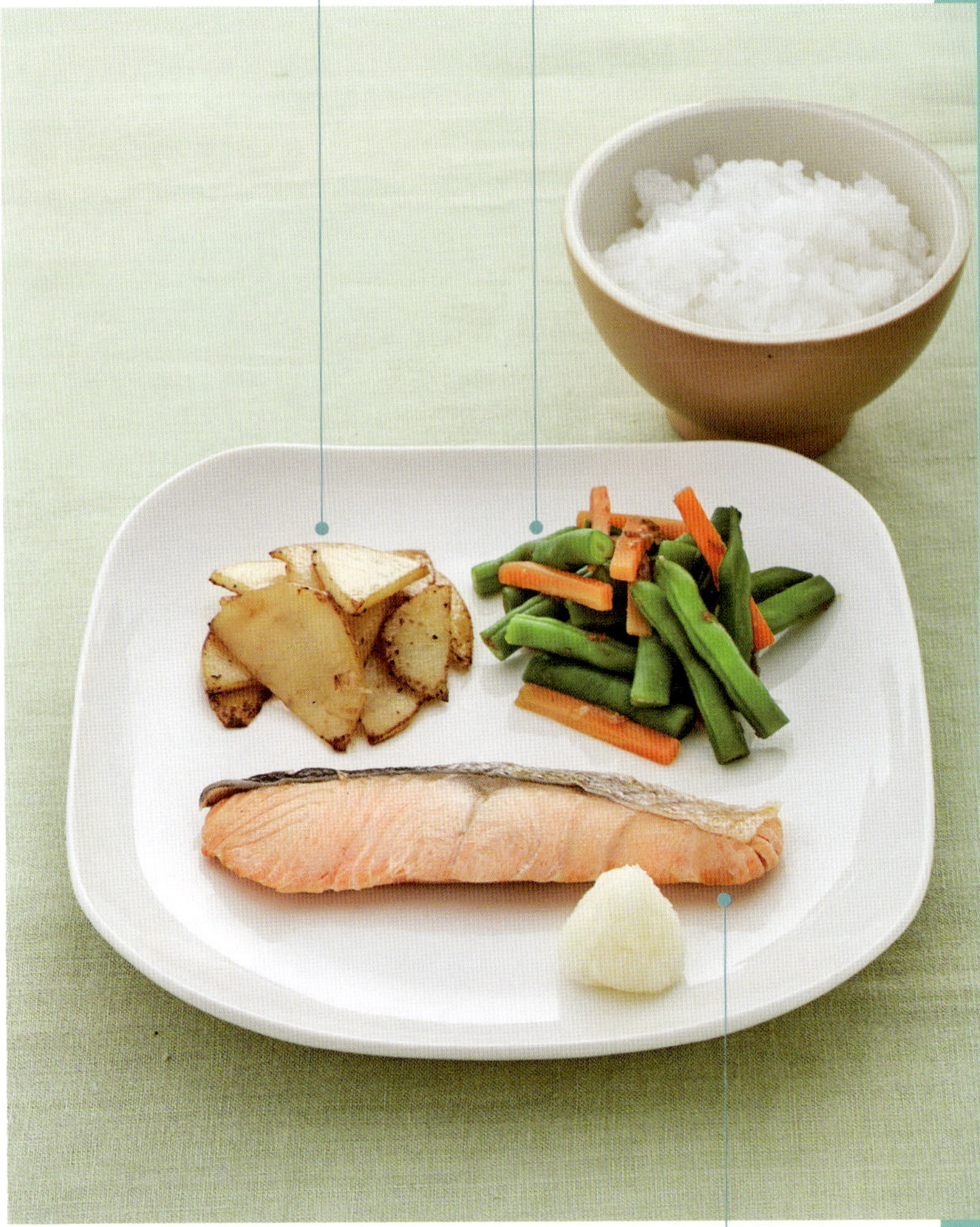

1人分の栄養	
エネルギー	486kcal
塩分	1.3g
たんぱく質	13.9g

Point
ぎん鮭は、比較的たんぱく質が少なめ。薄切りのものを使うとそれほど少なく感じない。さば、さんまにしてもよい。

夕食

大満足の中華丼定食

中華丼／大根のうま煮
れんこんのむっちり揚げ／ごま豆腐風

Point
大根には、干しえびのだしがしっかり染み込んでいる。しょうがをきかせることで、さっぱりと食べられる。

1人分の栄養	
エネルギー	652kcal
塩分	2.4g
たんぱく質	16.0g

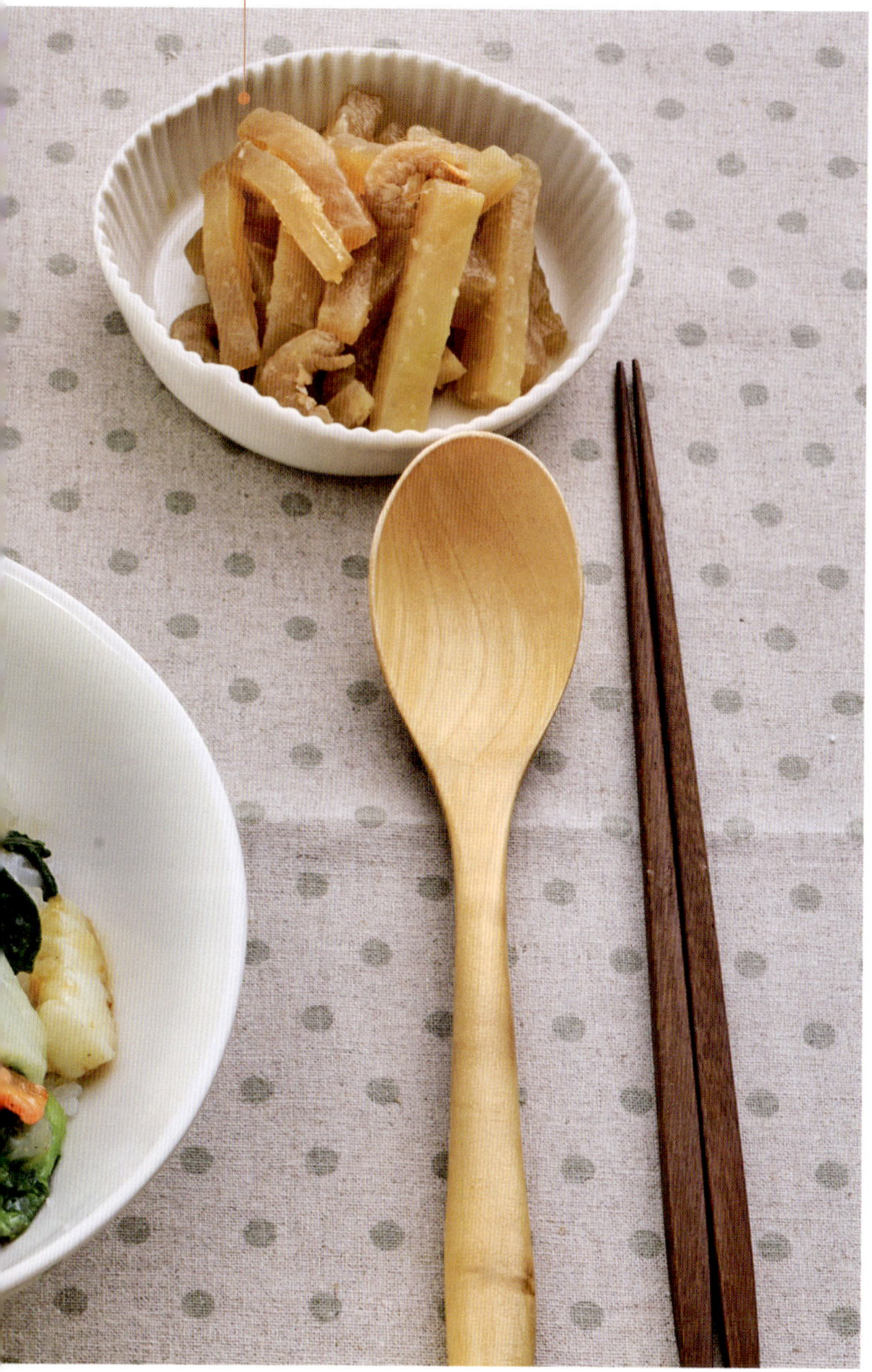

Point
ほんのり香るごまの風味に梅肉がよく合う。豆腐のようなツルンとした食感が楽しめる。

Point
小麦粉ではなく片栗粉を使うことでかなり低たんぱく質に。片栗粉ならではのもちもちとした食感も楽しめる。

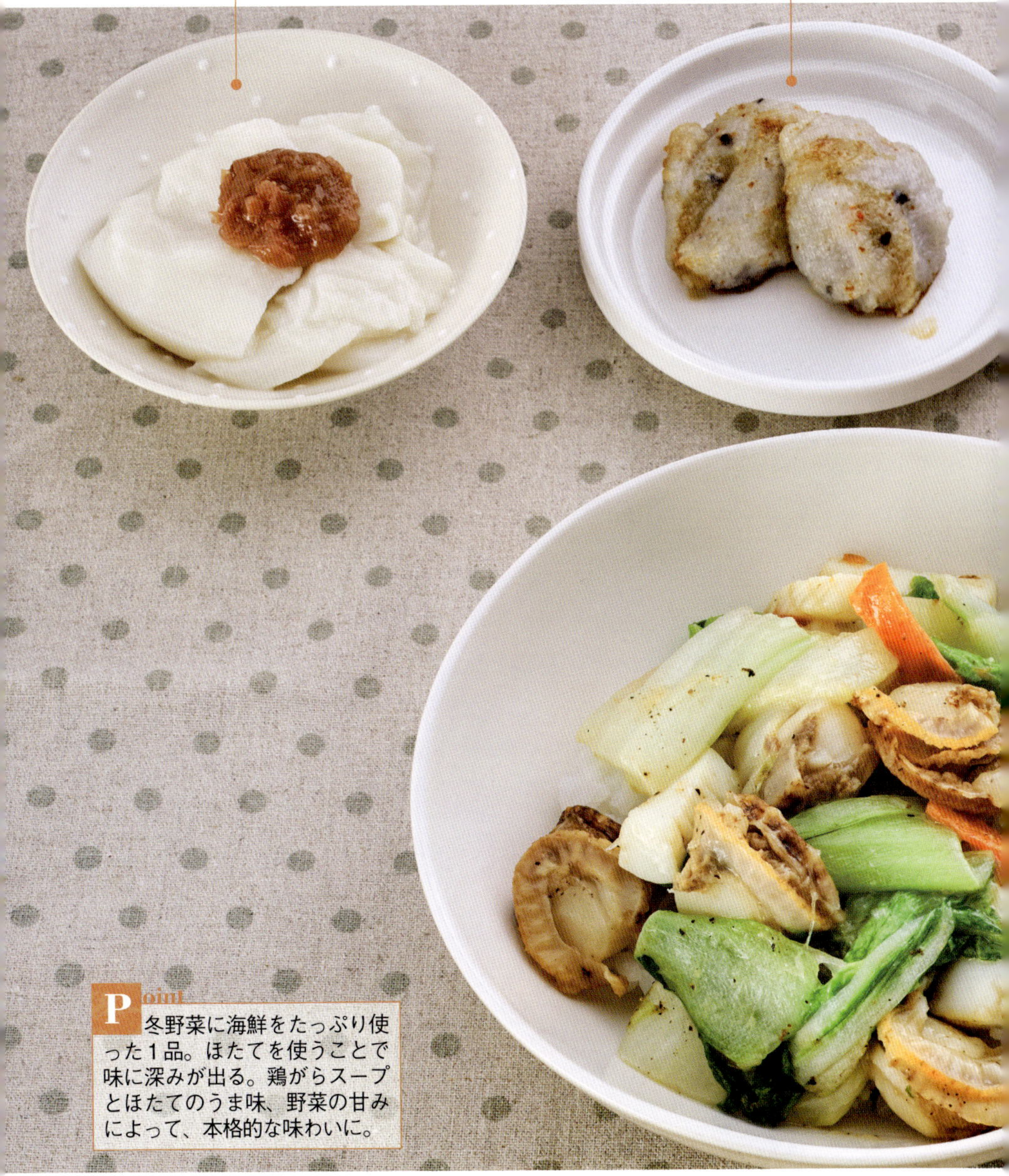

Point
冬野菜に海鮮をたっぷり使った1品。ほたてを使うことで味に深みが出る。鶏がらスープとほたてのうま味、野菜の甘みによって、本格的な味わいに。

昼食

アボカドチーズバーガーランチ

アボカドチーズバーガー／ベビーリーフとコーンのサラダ／オニオンスープ

Point
たまねぎの甘みが強く感じられ、塩を使わなくても物足りなさを感じない。パセリは香りと味のいいアクセントになる。

Point
春雨はたんぱく質をほとんど含まない。シンプルなサラダでも、にんじんベースのドレッシングで味に深みが出る。

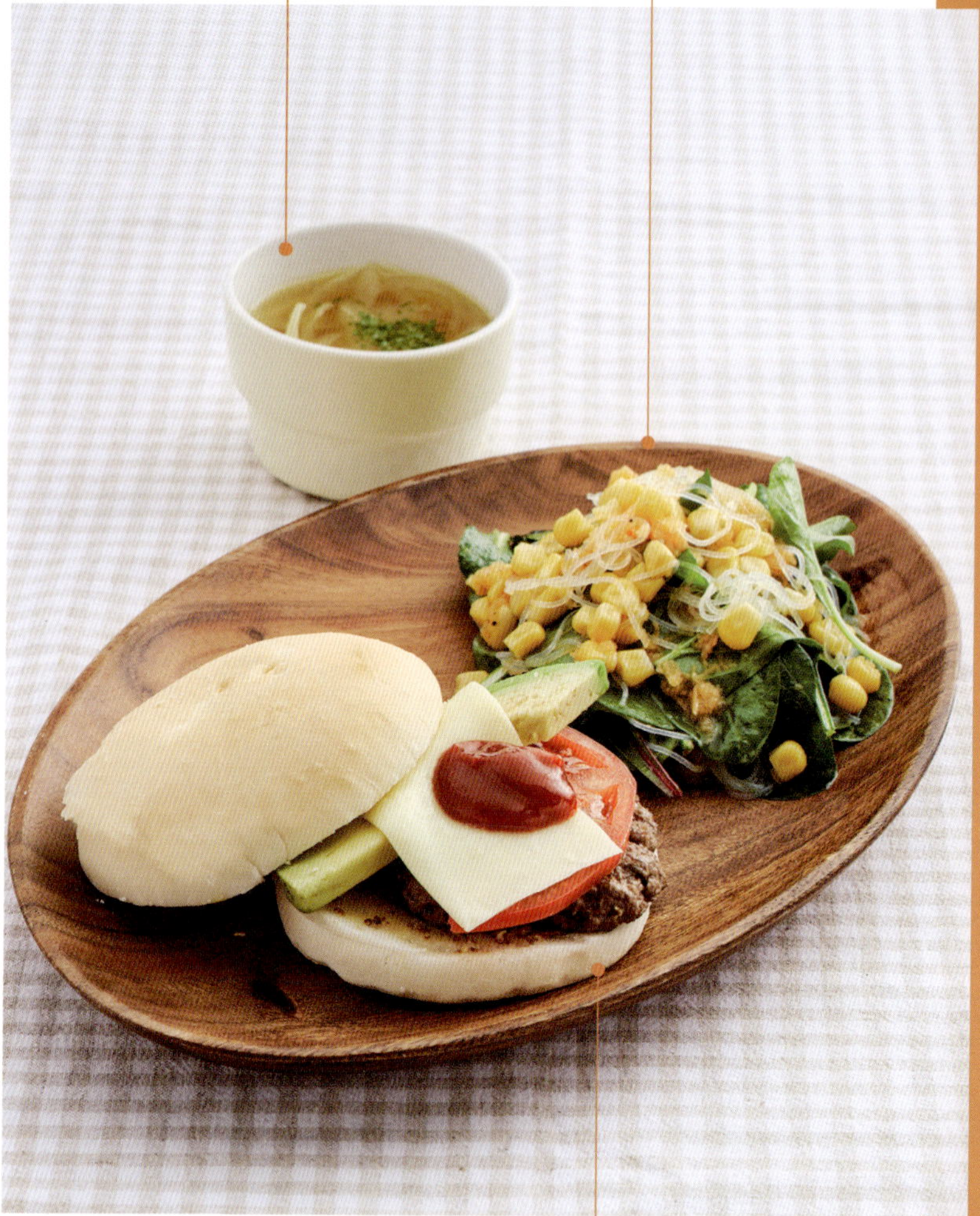

1人分の栄養	
エネルギー	633kcal
塩分	2.0g
たんぱく質	14.5g

Point
こしょうとパプリカパウダー、クミンパウダーを使うことで、ワンランク上の味わいに。肉を粗くたたくと、うま味をしっかり感じられる。

朝食

根菜と納豆のあっさり定食

ごぼうのきんぴら／かぶの浅漬け／納豆／ごはん

1人分の栄養	
エネルギー	472kcal
塩分	1.2g
たんぱく質	10.3g

Point
付属の調味液は使わないのがコツ。青ねぎやのりを加えることでおいしさが増す。

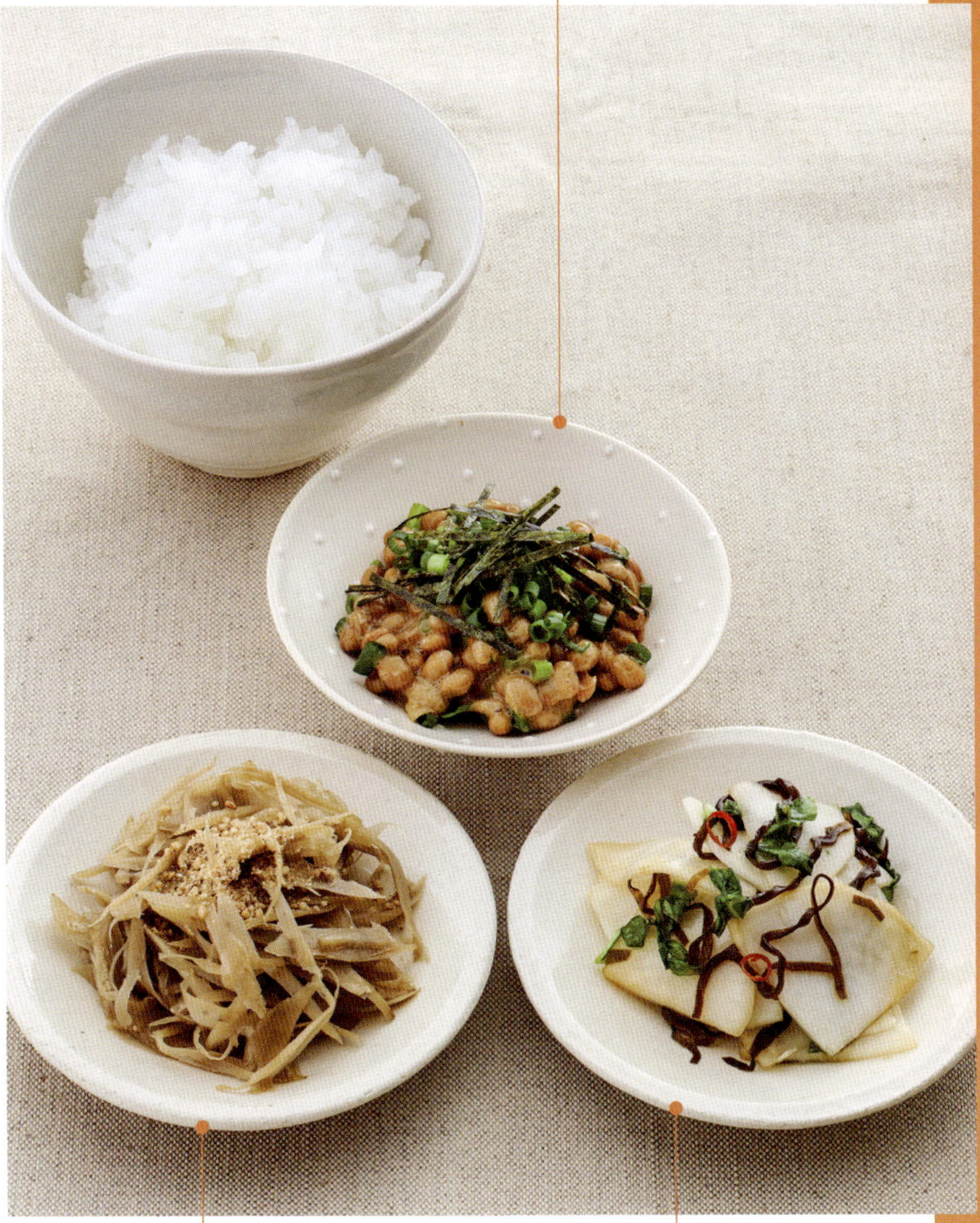

Point
ごぼうだけのシンプルなきんぴらだが、ごま油やすりごまでコクと香りが高い。

Point
塩昆布のうま味と塩気を活かした1品。漬け込まないので、シャキシャキとしたかぶの歯ごたえが楽しめる。

クリーム添え焼きりんご

1人分の栄養	
エネルギー	141kcal
塩分	0.2g
たんぱく質	1.3g

Point
りんごの酸味に、砂糖と生クリームの甘みがちょうどよい。りんごに少し焦げ目をつけることで、香ばしくなり、おいしさが増す。

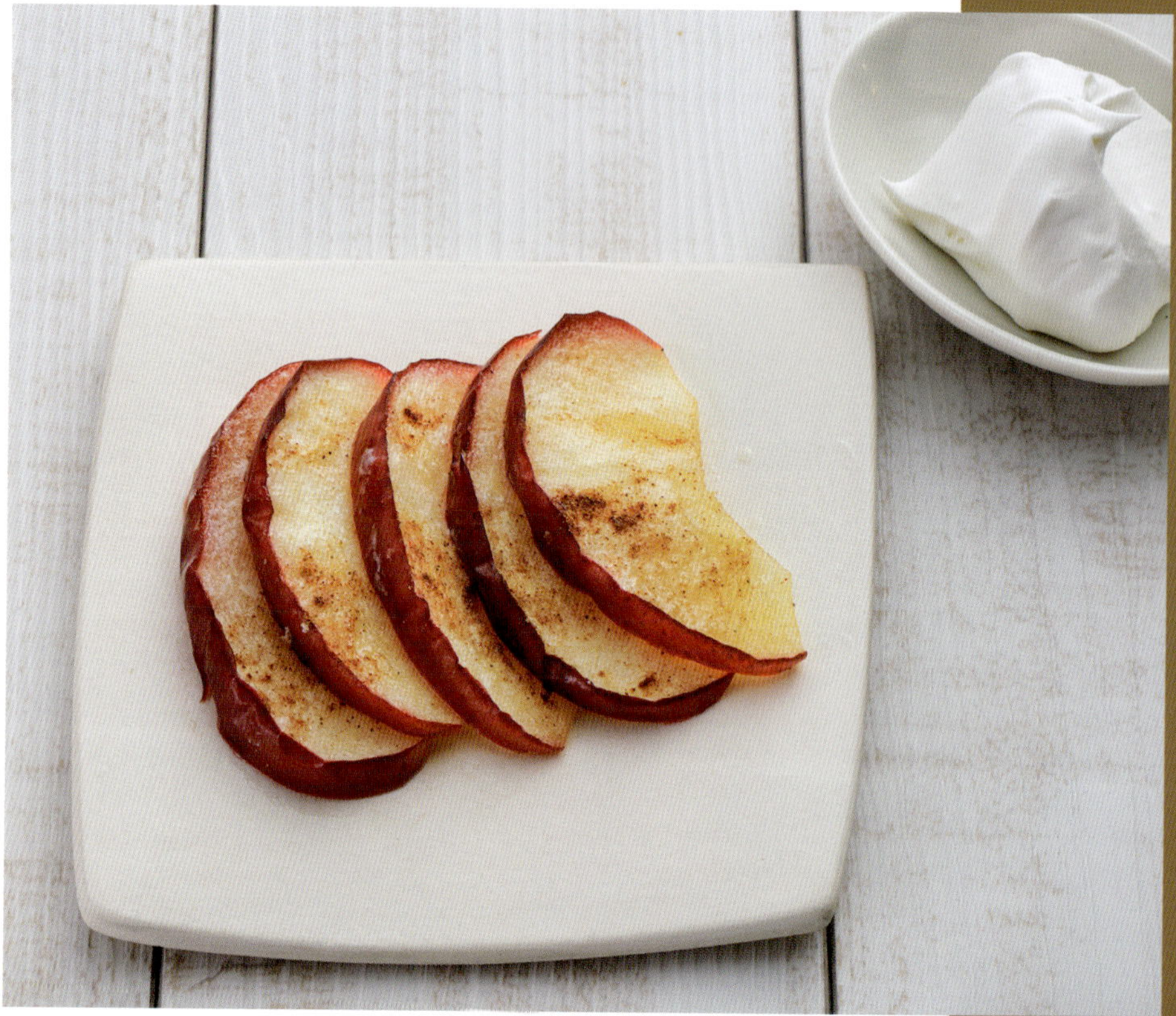

スノーボール

1人分の栄養	
エネルギー	225kcal
塩分	0.1g
たんぱく質	1.1g

Point

はちみつがほんのりした甘さに。低たんぱく小麦粉を使っているため、たんぱく質量は1人分で1.1gしかない。

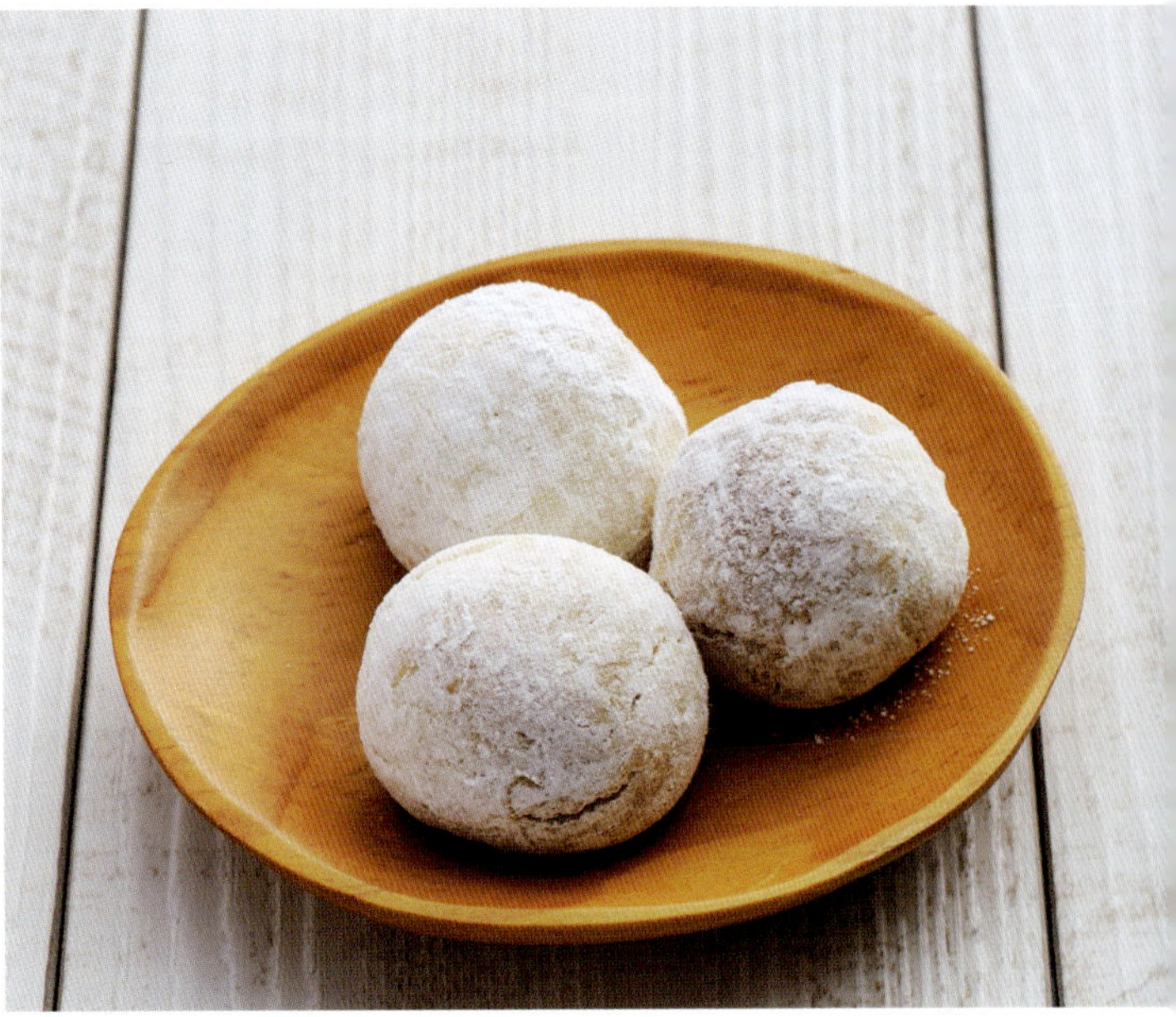

くず抹茶

1人分の栄養	
エネルギー	114kcal
塩分	0.0g
たんぱく質	0.7g

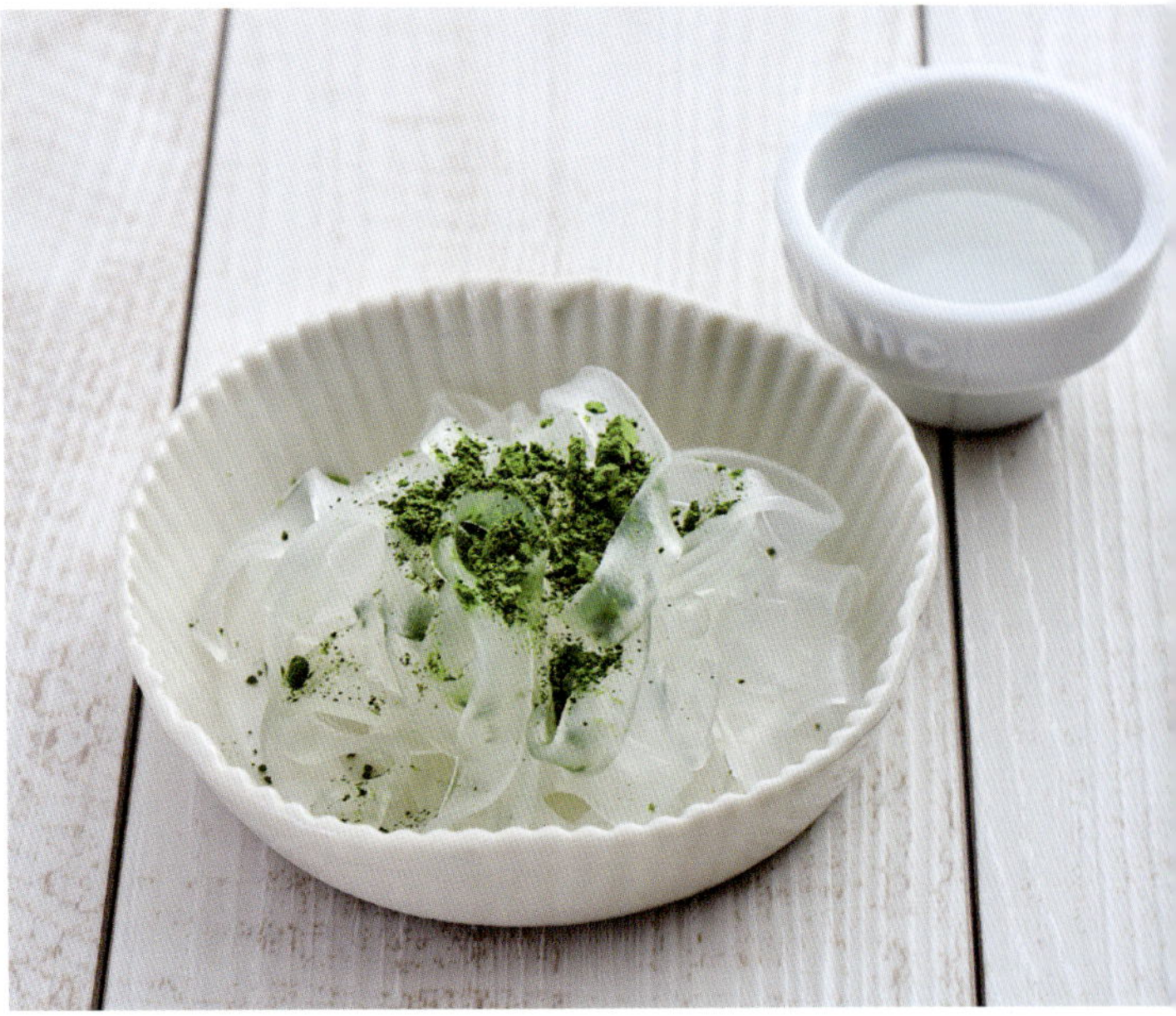

Point

くずきりはたんぱく質ゼロの食材。抹茶の苦みをガムシロップで和らげた、大人の味わい。

絶品!長寿レシピの使い方

Normal

3日分のレシピをそのまま使う

たんぱく質制限の食事量や味の感覚をつかむには、まず、紹介した3日分のレシピをローテーションするのがおすすめ。

1日の栄養成分は左下のとおり。つくるときには、自分の適正量に当てはめて分量を調整する。

Choice

それぞれ食べたいレシピを選ぶ

季節にこだわらずに朝、昼、夕のレシピを選んでつくることもできる。朝食は朝食、昼食は昼食、夕食は夕食の中でレシピを選んで、組み合わせを楽しもう。

春の 夕食

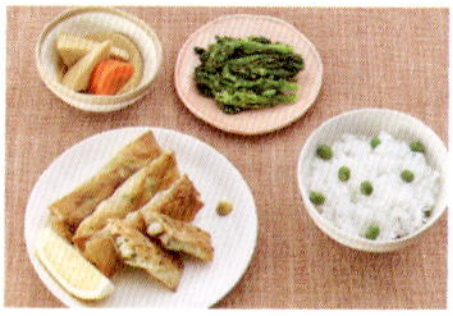

えび春巻きと春づくし定食

＋

夏の 朝食

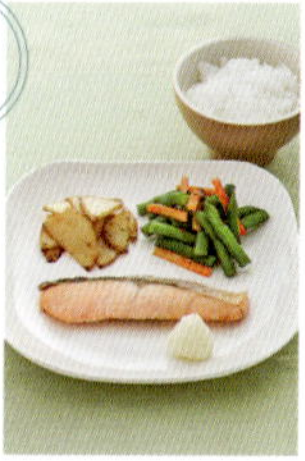

ぎん鮭塩焼きの朝定食

秋・冬の 昼食

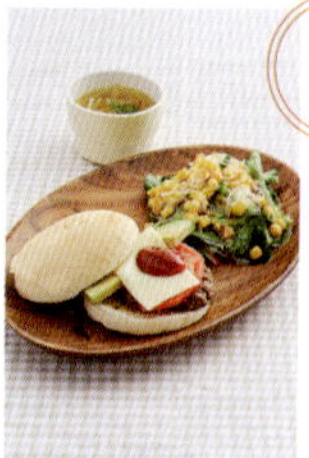

アボカドチーズバーガーランチ

Arrange

違う食材に変えてつくる

ポイントで紹介した食材に変えてつくれば、同じレシピでも違った味を楽しめる。目当ての食材が手に入らないときや、元のレシピに飽きたら試してみる。

Change&Plus

副菜をやめたり主食を減らしてデザートを食べる

デザートとしておやつレシピを食べる代わりに、副菜を減らしたり、主食の量を減らしたりすることもできる。1日3食のレシピでエネルギーが足りないときに、おやつを追加してもよい。

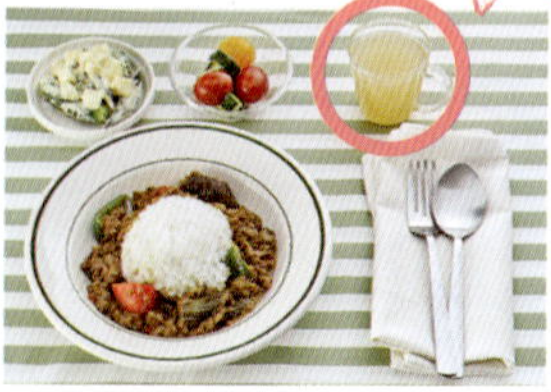

夏野菜カレーと冷製スープセット

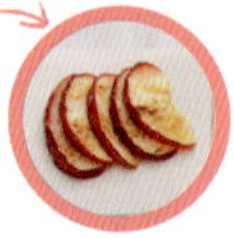

クリーム添え焼きりんご

絶品! 長寿レシピの栄養成分

朝食・昼食・夕食の3食合わせて

エネルギー	1800kcal
たんぱく質	40g
塩分	6g
カリウム	1600〜1800㎎

紹介する3日分のレシピは、1日の栄養成分が上記になるよう調整している。各レシピの栄養成分やこれを参考に活用しよう。管理栄養士に調節法を相談するのもよい。

春

絶品!長寿レシピをつくってみよう

夕食 えび春巻きと春づくし定食

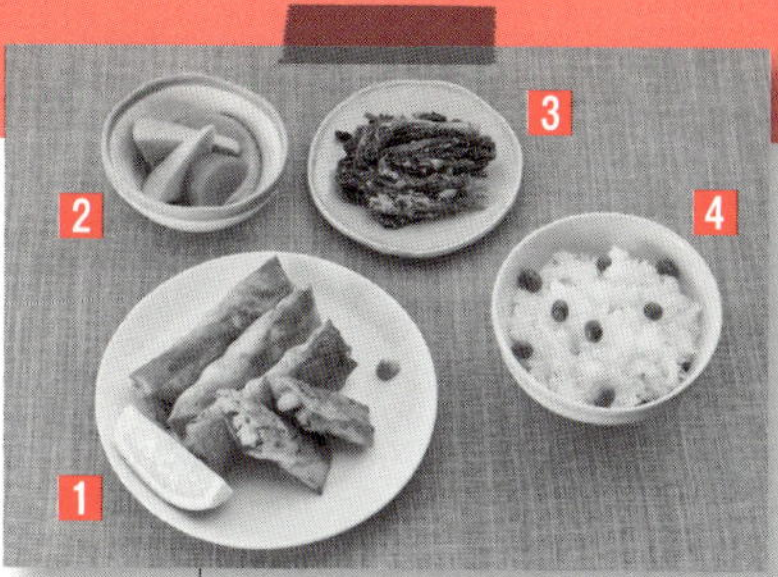

1 えび春巻き

材料（2人分）

むきえび（バナメイエビ）
…… 中14尾（80g）
春巻きの皮 …… 4枚（48g）
長ねぎ …… $\frac{2}{5}$本（40g）
しそ …… 4枚（2.8g）
A 酒 …… 小さじ1（4g）
A 塩 …… 0.8g
A こしょう …… 適宜
油 …… 適宜
レモン …… $\frac{1}{3}$個（30g）
からし …… 適宜

つくり方

1 春巻きの皮を対角線に切って1枚を2つにし、三角形の皮を8枚つくる。
2 えびを1cm幅に切る。長ねぎは薄めの斜め切りに、しそはみじん切りにする。
3 えびとしそ、Aをよく混ぜ合わせる。
4 1の皮1枚を、長い辺を手前にしておく。手前から2cmくらいのところに3と長ねぎを、端を残して直線に置き、手前から巻いてスティック状にする。ヘリに水（分量外）をつけてとめる。
5 フライパンに油を入れ180℃に熱し、4を揚げる。
6 器に5を盛り、レモンとからしを添える。

2 たけのこの煮物

材料（2人分）

たけのこ …… 80g
にんじん …… 40g
A しょうゆ …… 小さじ1（6g）
A みりん …… 小さじ$\frac{2}{3}$（4g）
だし …… 200ml

つくり方

1 たけのこ、にんじんは半月切りにする。
2 だしとAを入れた鍋を火にかけ、沸騰したら1を入れて弱火でじっくり煮る。

3 菜の花の和え物

材料（2人分）

菜の花 …… 120g
粒マスタード …… 小さじ$\frac{2}{3}$（4g）
みそ …… 小さじ$\frac{2}{3}$（4g）

つくり方

1 菜の花は半分の長さに切り、熱湯でゆでて水けをきる。
2 粒マスタードとみそを混ぜ、1を加えて和え、器に盛る。

1人分の栄養	
エネルギー	627kcal
塩分	2.3g
たんぱく質	15.6g
カリウム	567mg
リン	251mg

4 ピースごはん

材料（2人分）

グリンピース（缶詰）…… 20g
低たんぱくごはん …… 360g
塩 …… 1.6g

つくり方

1 グリンピースを缶詰から出し、水けをきる。
2 低たんぱくごはんを電子レンジで温め、1と塩を混ぜる。

昼食 春野菜のグラタンランチ

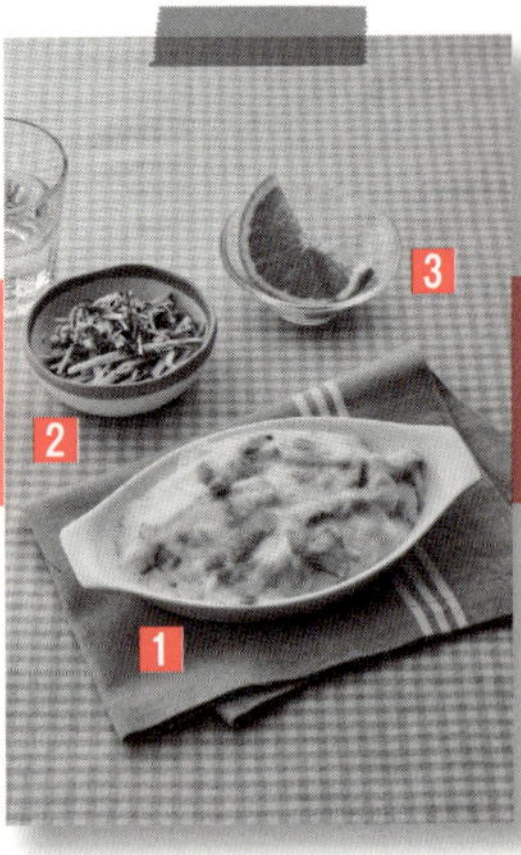

1人分の栄養	
エネルギー	603kcal
塩分	1.8g
たんぱく質	13.6g
カリウム	722mg
リン	372mg

1 春野菜とでんぷん餅のグラタン

材料(2人分)

キャベツ ……… 小2枚(60g)
たまねぎ ………… ⅕個(40g)
にんじん ………… ¼本(40g)
でんぷん餅(50g) ……… 4個
牛乳 ……………………… 300ml
小麦粉 …………………… 24g
油 ………………… 小さじ1(6g)
バター …………………… 10g
塩 ………………………… 0.8g
こしょう ………………… 適宜
シュレッダーチーズ ……… 40g

つくり方

1 でんぷん餅は十字に包丁を入れ、1枚を4つに切る。
2 キャベツは2㎝幅の色紙切り、たまねぎとにんじんは1㎝幅のさいの目切りにする。
3 牛乳は電子レンジで60秒温め、小麦粉を加えてよく混ぜる。
4 フライパンに油を熱し、1を焼いて軟らかくなったらグラタン皿にとる。同じフライパンにバターを入れて2の野菜を炒め、塩、こしょうをふる。
5 4に3を加え、とろみがつくまで弱火で煮込む。
6 餅の入ったグラタン皿に5を入れ、チーズを散らし、250℃に温めたオーブンで10～15分焼く(完成の目安はチーズに焦げ目がつく程度)。

2 水菜のツナマヨ和え

材料(2人分)

水菜 ……………………… 80g
ツナ(缶詰／オイル漬け)
……………………………… 20g
A
- おろしにんにく ……… 2g
- マヨネーズ ……… 小さじ3(12g)
- しょうゆ ‥ 小さじ⅔(4g)

つくり方

1 水菜は4㎝長さに切る。ツナは油をきる。
2 Aをボウルでよく混ぜ、1をさっと和えて器に盛る。

3 清美オレンジ

材料(2人分)

清美オレンジ ………… 100g

つくり方

1 ヘタの部分を横にして半分に切り、切り口を上にして食べやすい大きさに切る。

朝食　卵とトマトのモーニングプレート

1 スクランブルエッグ

材料（2人分）

卵 ……………………………… 100g
バター …………………………… 6g
白こしょう ……………………… 適宜
ケチャップ …… 小さじ2（12g）

つくり方

1 ボウルに卵を割って溶き、白こしょうを加えて混ぜる。
2 熱したフライパンにバターを溶かし、1を入れて弱火で半熟状にする。
3 2を皿に移し、ケチャップを添える。

2 ブロッコリーのサラダ

材料（2人分）

ブロッコリー
…………… 小房6個（120g）

A
- 油 ……… 小さじ3（12g）
- 酢 ………… 小さじ1（6g）
- 塩 ……………………… 0.4g
- こしょう ……………… 適宜

つくり方

1 ブロッコリーは小房に分けて食べやすい大きさに切り、熱湯でゆでる。
2 ボウルにAを混ぜ、1を加えて和える。

3 トマトソテー

材料（2人分）

トマト ……… 小1$\frac{1}{5}$個（100g）
塩 ………………… 少々（0.4g）
粒こしょう …………………… 適宜
油 ………………… 小さじ1（4g）

つくり方

1 トマトは8㎜幅にスライスする。
2 熱したフライパンに油を入れ、トマトの両面をソテーし、塩、こしょうで味を調える。

4 トースト

材料（2人分）

低たんぱくパン（食パン）
…………………… 2枚（200g）
ジャム ………… 小さじ2（14g）
バター ………… 小さじ4（16g）

つくり方

1 パンは半分に切ってからトースターで焼く。
2 ジャムとバターを添える。

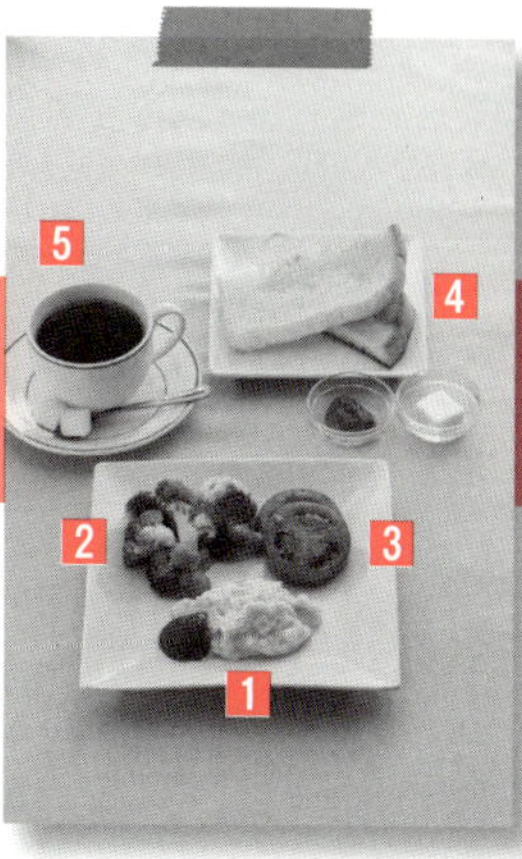

1人分の栄養	
エネルギー	571kcal
塩分	1.2g
たんぱく質	9.9g
カリウム	451mg
リン	189mg

5 紅茶

材料（2人分）

紅茶 …………………… 300ml
グラニュー糖
……………… 小さじ4（12g）

つくり方

1 紅茶をいれ、分量をカップにそそぐ。
2 グラニュー糖を入れて溶かす。

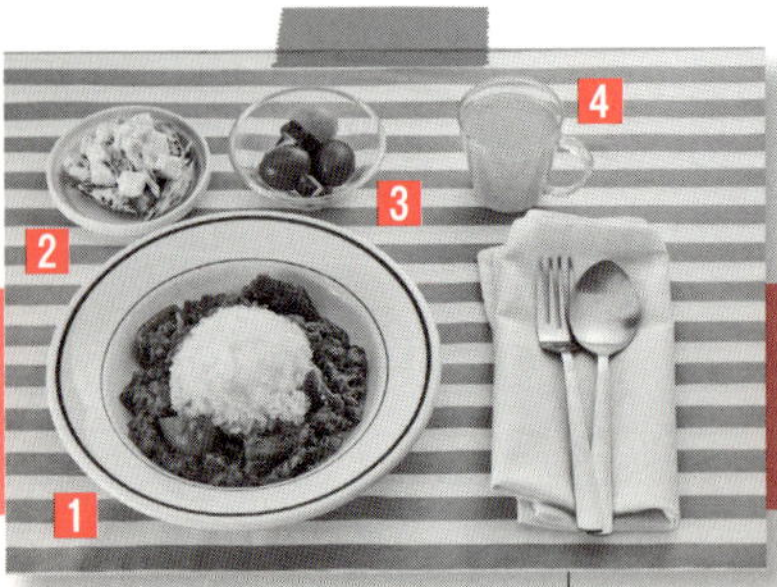

夕食 夏野菜カレーと冷製スープセット

1 夏野菜カレー

材料（2人分）

なす……70g
ピーマン……30g
赤パプリカ……30g
豚ひき肉……100g
油……小さじ3（12g）
カレー粉……小さじ4（8g）
水……1カップ（200ml）
ココナッツミルク……100ml
カレールー……40g
低たんぱくごはん……360g

つくり方

1 なす、ピーマン、赤パプリカは乱切りにする。
2 鍋に油を熱し、ひき肉をそぼろになるように炒め、1の野菜を加えて炒める。
3 野菜に火が通ったら、カレー粉を加えて香りが立つまで炒める。
4 3に水とココナッツミルクを加えて弱火で20分、かき混ぜながら煮込む。
5 火を止めてカレールーを入れ、さらに10分煮込む。
6 低たんぱくごはんを電子レンジで温める。
7 皿にごはんを盛り、5をかける。

2 ゆで卵とオクラのサラダ

材料（2人分）

オクラ……6本（60g）
卵……1個（50g）
A マヨネーズ……小さじ4（16g）
A からし……適宜
A こしょう……適宜

つくり方

1 オクラはヘタを取り、熱湯でさっとゆでて半分に斜め切りにする。
2 卵はゆでて粗めのみじん切りにする。
3 ボウルにAを混ぜ合わせ、2を加えて和える。
4 3に1を入れよく和える。

3 自家製ピクルス

材料（2人分）

ミニトマト……60g
きゅうり……40g
酢……10g
砂糖……8g

つくり方

1 酢、砂糖を鍋に入れ、沸騰させて粗熱をとる。
2 ミニトマトはヘタを取り、きゅうりは半月切りにする。
3 容器に1と2を入れ、1時間以上漬け込む。

1人分の栄養	
エネルギー	777kcal
塩分	2.3g
たんぱく質	16.2g
カリウム	744mg
リン	260mg

4 くずの冷製スープ

材料（2人分）

くず粉……6g（小さじ2）
コンソメ……小$\frac{2}{5}$個（2g）
水……1カップ（200ml）

つくり方

1 鍋に、くず粉、コンソメ、水を入れてよく混ぜてから、弱火にかける。
2 薄くとろみがつくまでよくかき混ぜ、火を止めたら、鍋のまま冷ます。

昼食 スタミナ冷奴とつけうどん定食

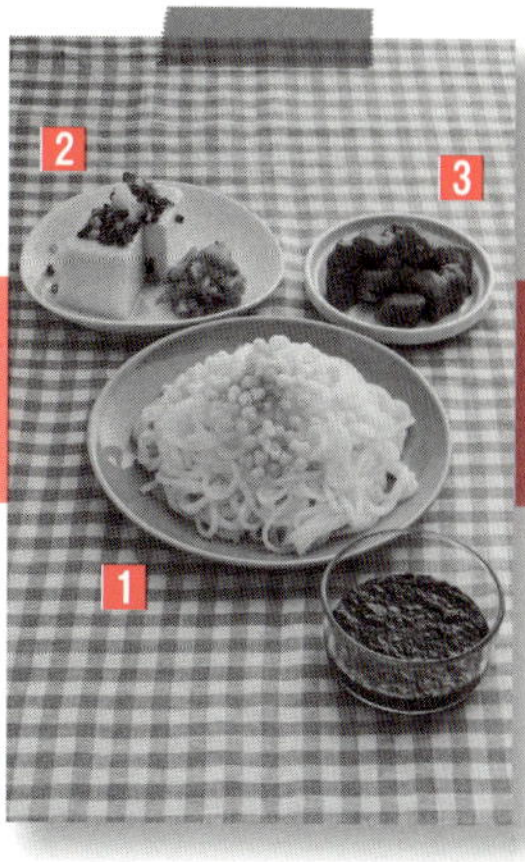

1人分の栄養	
エネルギー	554kcal
塩分	2.4g
たんぱく質	11.3g
カリウム	577mg
リン	209mg

1 モロヘイヤのつけうどん

材料（2人分）

モロヘイヤ……1束（80g）
めんつゆ（3倍濃縮）
……大さじ2（30ml）
水……30ml
低たんぱくうどん……200g
揚げ玉……20g

つくり方

1 モロヘイヤの葉を摘み、熱湯でゆでる。よく水けをきってみじん切りにする。
2 器に1を入れ、めんつゆと水を加えて混ぜる（モロヘイヤを入れる分、水は通常の半量にしている）。
3 鍋に湯を沸かし、低たんぱくうどんをゆでる。
4 冷水でぬめりを取り、皿に盛って揚げ玉を散らす。

2 スタミナ冷奴

材料（2人分）

絹豆腐……200g
キムチ……40g
にんにく……6g
青ねぎ……6g
ごま油……小さじ1（4g）

つくり方

1 キムチは粗く刻む。にんにくはすりおろし、青ねぎは小口切りにする。
2 豆腐を切って皿に盛り、青ねぎとにんにくを上にのせ、ごま油をかける。キムチは添える。

3 こんにゃくのピリ辛煮

材料（2人分）

こんにゃく……200g
A みそ……小さじ1（6g）
A みりん…小さじ1⅓（8g）
A だし……200ml
A 鷹の爪……1g

つくり方

1 こんにゃくは一口大にちぎり、熱湯でゆでる。
2 鍋にAを入れて沸騰させ、1を入れ、水けがなくなるまで煮る。

朝食 ぎん鮭塩焼きの朝定食

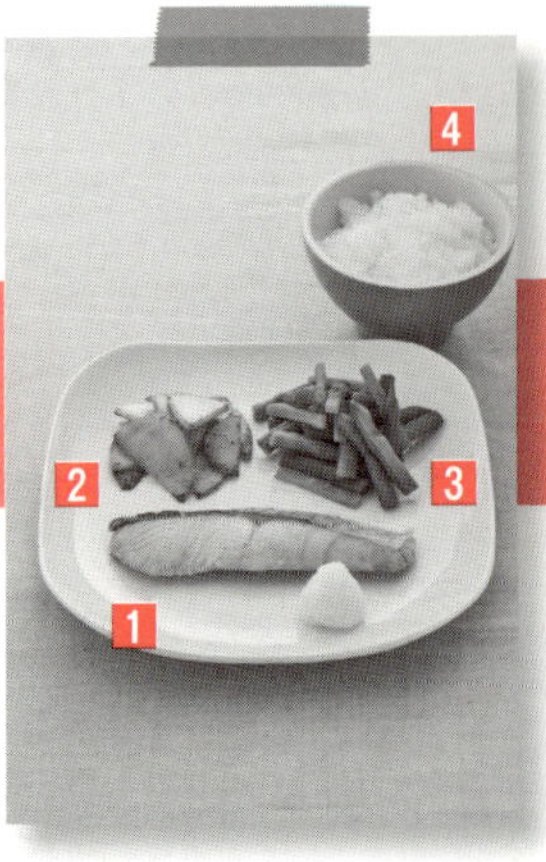

1 ぎん鮭塩焼き

材料（2人分）

ぎん鮭（薄切り）
………… 2切れ（120g）
塩 ………… 1.2g
大根 ………… 60g

つくり方

1 大根はおろす。
2 ぎん鮭に塩をふり、グリルで焼く。
3 皿に2をのせ、1を添える。

2 じゃがいものバターしょうゆ炒め

材料（2人分）

じゃがいも …… 中$\frac{2}{3}$個（60g）
バター ………… 4g
しょうゆ ………… 小さじ$\frac{2}{3}$（4g）
こしょう ………… 適宜

つくり方

1 じゃがいもは薄くスライスし、水に10分程度さらし、水けをきる。
2 熱したフライパンにバターを溶かし、1を入れて炒め、しょうゆを加えこしょうで味を調える。

3 いんげんのおかか和え

材料（2人分）

いんげん ………… 80g
にんじん ………… 10g
しょうゆ ………… 小さじ$\frac{2}{3}$（4g）
おかか ………… 少々（0.6g）

つくり方

1 いんげんは半分の長さに切り、にんじんは千六本に切り（2㎜厚さの細切り）、熱湯でゆでる。
2 1をしょうゆとおかかで和える。

4 ごはん

材料（2人分）

低たんぱくごはん ………… 360g

つくり方

1 低たんぱくごはんを電子レンジで温め、茶碗に盛る。

1人分の栄養	
エネルギー	486kcal
塩分	1.3g
たんぱく質	13.9g
カリウム	545mg
リン	250mg

秋・冬

夕食 大満足の中華丼定食

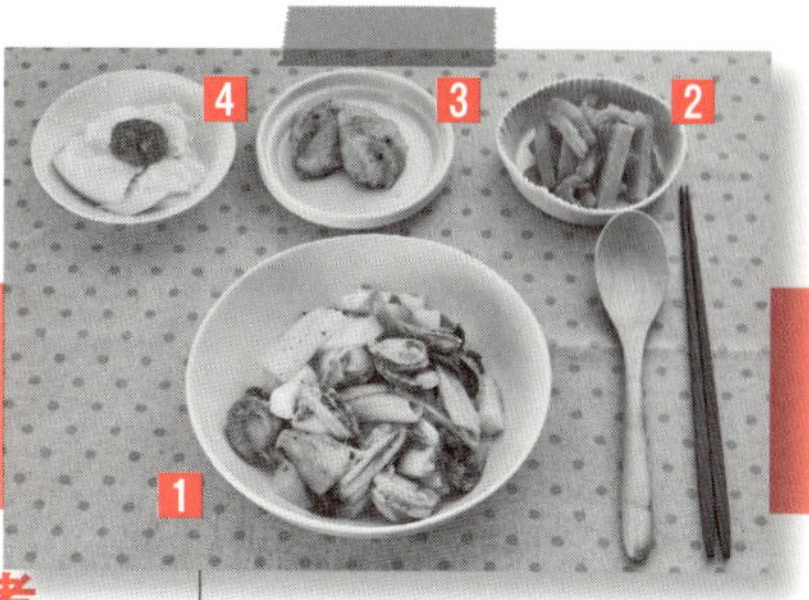

1 中華丼

材料（2人分）

ベビーほたて …… 10個（90g）
いか …… 80g
白菜 …… 1枚（100g）
青梗菜 …… ⅔株（60g）
にんじん …… 20g
ごま油 …… 小さじ4（16g）
A
- 鶏がらスープの素 …… 小さじ2（5g）
- 塩 …… 1g
- こしょう …… 適宜

水 …… カップ½（100ml）
片栗粉 …… 小さじ2（6g）
低たんぱくごはん …… 360g

つくり方

1 白菜、青梗菜は3㎝幅に切る。にんじんは1㎝幅の短冊切りにする。
2 いかは表面に格子状の切り目を入れ、2㎝幅に切る。
3 鍋にごま油を熱し、1を炒めて火が通ったら、いかとほたてを加える。
4 いかとほたての表面に火が通ったらAと水を入れ、煮立ったら同量の水（分量外）で溶いた片栗粉でとろみをつける。
5 低たんぱくごはんは電子レンジで温め、丼に盛る。
6 5に4をかける。

2 大根のうま煮

材料（2人分）

大根 …… 100g
干しえび …… 4g
油 …… 4g
A
- しょうが …… 2g
- しょうゆ …… 小さじ1（6g）
- 砂糖 …… 小さじ1⅓（4g）

つくり方

1 大根は拍子切りにする。
2 干しえびは水100ml（分量外）で戻す。
3 鍋に油を熱し、1と水けをきったえびを入れて大根がしんなりするまで炒める。
4 2の戻し汁とAを入れ、煮含める。

3 れんこんのむっちり揚げ

材料（2人分）

れんこん …… 80g
片栗粉 …… 小さじ2（8g）
七味唐辛子 …… 適宜
油 …… 適宜
しょうゆ …… 小さじ⅔（4g）

つくり方

1 れんこんはゆでてからすりおろし、水けをきる。片栗粉と七味唐辛子を混ぜる。
2 油を180℃に熱し、ひと口大にした1を揚げる。余分な油をとって器に盛り、しょうゆをかける。

1人分の栄養	
エネルギー	652kcal
塩分	2.4g
たんぱく質	16.0g
カリウム	731mg
リン	339mg

4 ごま豆腐風

材料（2人分）

梅干し（減塩） …… 10g
片栗粉 …… 小さじ3⅓（10g）
ねりごま …… 10g
水 …… 150ml

つくり方

1 梅干しは種を除き、細かくたたく。
2 片栗粉、ねりごま、水を鍋に入れて、よく混ぜ合わせる。かたまりがなくなったら弱火にかけて練る。
3 とろみがついたら、器に移して粗熱をとる（固めが好みの場合、鍋底が見える位まで練る）。ひと口大にすくって器に盛り、1をのせる。

昼食 アボカドチーズバーガーランチ

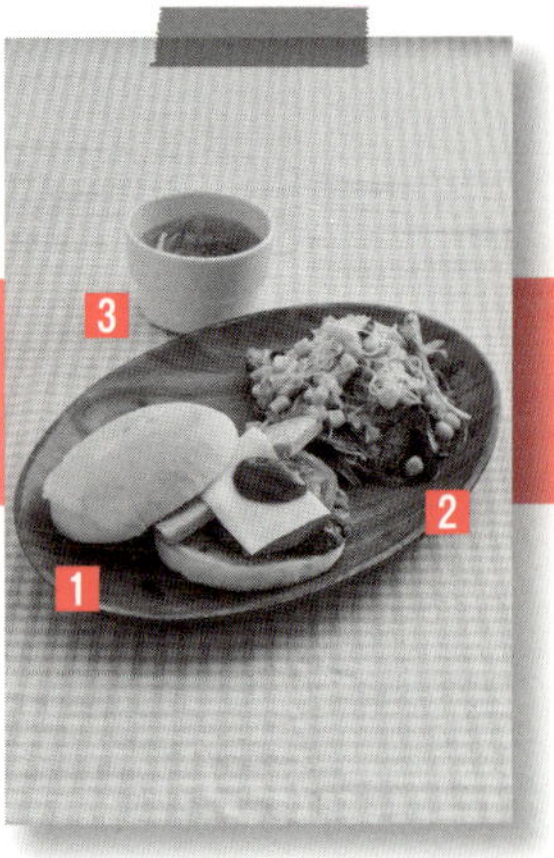

1 アボカドチーズバーガー

材料（2人分）

- 牛肉（薄切り）…… 100g
- アボカド …… 1/5個（20g）
- トマト …… 1/6個（30g）
- チーズ …… 1枚（18g）
- 塩 …… 0.4g
- こしょう …… 適宜
- クミンパウダー、パプリカパウダー …… あれば
- 油 …… 小さじ2（8g）
- 低たんぱくパン（バーガーパン）…… 2個（160g）
- バター …… 小さじ2（8g）
- 粒マスタード（または、からし）…… 小さじ1（6g）
- ケチャップ …… 小さじ2（10g）

つくり方

1 牛肉は粗くたたき、塩、こしょう、クミンパウダー、パプリカパウダーを混ぜ、円盤状を2枚つくる。

2 アボカド、トマトはスライスする。

3 フライパンに油を熱し、1をソテーする。

4 バーガーパンは切れ目を入れてトースターで温め、バター、粒マスタードの順で塗る。

5 4に3、2、チーズをはさみ、ケチャップを塗る。

1人分の栄養

エネルギー	633kcal
塩分	2.0g
たんぱく質	14.5g
カリウム	504mg
リン	221mg

2 ベビーリーフとコーンのサラダ

材料（2人分）

- ベビーリーフ …… 40g
- コーン …… 20g
- 春雨 …… 20g
- にんじん …… 30g
- A
  - オリーブ油 …… 20g
  - 酢 …… 14g
  - 塩 …… 0.6g
  - こしょう …… 適宜

つくり方

1 春雨は半分に折り、熱湯につけて固めにもどす（ゆでてもよい）。

2 にんじんはすりおろし、Aとよく混ぜ合わせる。

3 ボウルに1、ベビーリーフ、コーン、2を混ぜ合わせ、器に盛る。

3 オニオンスープ

材料（2人分）

- たまねぎ …… 1/3個（60g）
- 油 …… 小さじ1（4g）
- 水 …… 1カップ強（240ml）
- コンソメ …… 小さじ1（2.6g）
- ドライパセリ …… 適宜

つくり方

1 たまねぎは薄くスライスする。

2 鍋に油を熱し、1を炒めてしんなりしたら、水、コンソメを加えて沸騰させる。

3 2を器に盛り、ドライパセリをふる。

朝食 根菜と納豆のあっさり定食

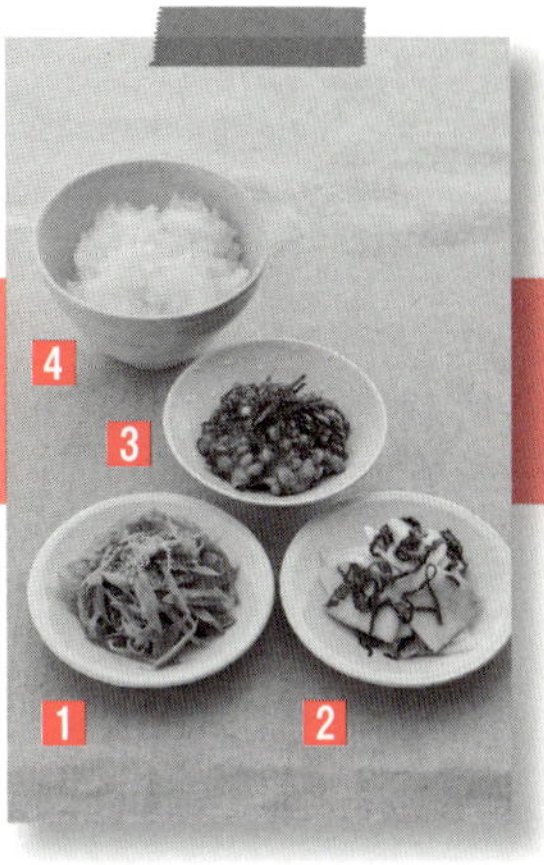

1 ごぼうのきんぴら

材料（2人分）

ごぼう ……… ⅔本（60g）
ごま油 ……… 4g
A［しょうゆ … 小さじ⅔（4g）
　 みりん … 小さじ⅔（4g）
すりごま ……… 2g

つくり方

1 ごぼうはささがきにして水にさらし、水けをきる。
2 鍋にごま油を熱し、1を炒めて火が通ったらAを入れて味をなじませる。
3 2を器に盛り、すりごまを散らす。

2 かぶの浅漬け

材料（2人分）

かぶ ……… 小1個（60g）
かぶの葉 ……… 少々
塩昆布 ……… 4g
鷹の爪（小口切り）……… 適宜

つくり方

1 かぶはいちょう切りにし、かぶの葉は5㎜幅の小口切りにする。
2 1と塩昆布、鷹の爪をポリ袋に入れて、よく揉み、なじませる。

3 納豆

材料（2人分）

納豆 ……… 70g
青ねぎ ……… 10g
しょうゆ ……… 小さじ1（6g）
からし ……… 2g
刻みのり ……… 適宜

つくり方

1 青ねぎは小口切りにする。
2 納豆に1、しょうゆ、からしを入れてよく混ぜ、刻みのりを天盛りにする。

4 ごはん

材料（2人分）

低たんぱくごはん ……… 360g

つくり方

1 低たんぱくごはんを電子レンジで温め、茶碗に盛る。

1人分の栄養	
エネルギー	472kcal
塩分	1.2g
たんぱく質	10.3g
カリウム	586mg
リン	175mg

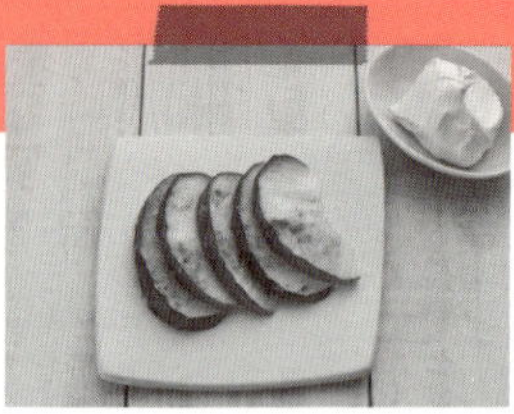

1人分の栄養	
エネルギー	141kcal
塩分	0.2g
たんぱく質	1.3g
カリウム	68mg
リン	41mg

クリーム添え焼きりんご

材料（2人分）

りんご …… 100g
バター …… 6g
砂糖 …… 小さじ2（6g）
生クリーム …… 40ml
シナモンパウダー …… 適宜

つくり方

1 りんごはスライスする。
2 1をアルミホイルの上に少し重なるように並べ、常温で軟らかくしたバターを上に塗り、砂糖とシナモンパウダーをふる。
3 2をグリルに入れ、表面に焦げ目がつくまで焼く。
4 皿に3を盛り、八分立てにした生クリームを添える。

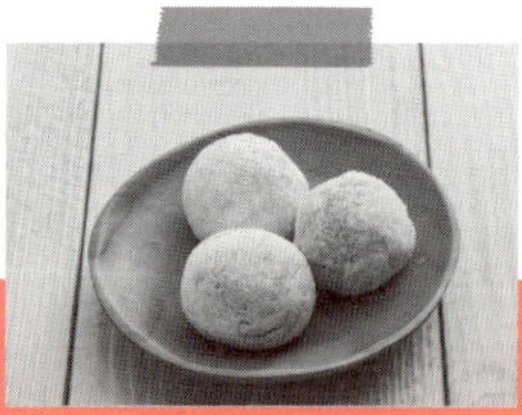

1人分の栄養	
エネルギー	225kcal
塩分	0.1g
たんぱく質	1.1g
カリウム	20mg
リン	18mg

スノーボール

材料（2人分）

低たんぱく小麦粉 …… 大さじ4（36g）
片栗粉（タピオカスターチ） …… 小さじ8（24g）
バター …… 12g
油 …… 12g
はちみつ … 小さじ2弱（12g）
粉砂糖 …… 適宜

つくり方

1 小麦粉と片栗粉を合わせてふるっておく。
2 湯煎で溶かしたバターに油とはちみつと混ぜ、1に少しずつ加えて混ぜる。
3 2を直径2㎝程度に丸めたものを天板に並べ、190℃に熱したオーブンで15分焼く。
4 粗熱がとれたら、仕上げに粉砂糖をふる。

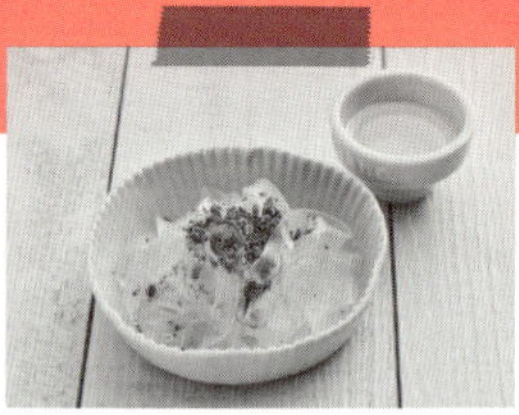

1人分の栄養	
エネルギー	114kcal
塩分	0.0g
たんぱく質	0.7g
カリウム	55mg
リン	11mg

くず抹茶

材料（2人分）

くずきり …… 40g
ガムシロップ … 小2個（26g）
抹茶 …… 小さじ½（1g）

つくり方

1 くずきりは熱湯でゆでる。
2 器に1を盛り、抹茶をかけてガムシロップを添える。

目次

Part 2

食事を変えれば長生きできる
腎臓を守る食事術

Part 3 腎臓を元気に保つ 負担をかけない生活習慣

Part 4

確実に進行を抑える 原因別徹底治療

本書では、日本腎臓学会作成の診療ガイドラインで用いられる「食塩」「食塩制限」を「塩分」「塩分制限」と記しています。

Part 1

治療を始める前に知っておきたい慢性腎臓病の基礎知識

慢性腎臓病は、腎臓の傷害、働きの低下が3か月以上続く

腎臓は体を巡った血液をろ過する臓器

腎臓は背中側の腰の上あたりにある臓器です。全身を巡ってきた血液をろ過し、老廃物を除去するなど重要な働きをしています。この腎臓が、傷害（傷つくこと）されていたり、働きが低下していたりするのが、慢性腎臓病（ＣＫＤ）です。

腎臓が傷害されると、尿中にたんぱくが漏れ出てきます。また、働きが低下するということは、血液をろ過して尿の元となる原尿をつくる能力（糸球体《しきゅうたい》ろ過量、ＧＦＲ）が低下することを意味します。

尿にたんぱくが出ているか、糸球体ろ過量（ＧＦＲ）が正常の60％未満になっている、あるいはその両方が3か月以上続いているとＣＫＤと診断されます。

腎臓に傷害があったり、働きが低下していると、長い間には透析療法や腎移植を必要とする末期腎不全になることがあります。また、心血管疾患（心筋梗塞、脳卒中、末梢動脈の病気など）を起こす人が増えることも知られています。そこで、末期腎不全や心血管疾患になる危険をもっている人を早く見つけ出し、適切な対処・治療をするため、慢性腎臓病という病気の概念が生まれたのです。

腎臓の病気にはいろいろな種類がありますが、尿や血液の検査の結果が当てはまれば、慢性腎臓病と診断されます。

ワンポイント

3月の第2木曜日は「世界腎臓デー」

近年、慢性腎臓病が重大な病気であることは、世界中で認識されるようになってきました。この病気の克服には、多くの人人に知ってもらう必要があるということから、「世界腎臓デー」が。国際腎臓学会と腎臓財団国際協会が共同で提案し、2006年に制定されました。

腎臓の病気を早期発見することの重要性や、治療を受けることの必要性を啓発するキャンペーンが、世界の100以上の国々で行われています。

血液は、腎臓でろ過されてきれいになる

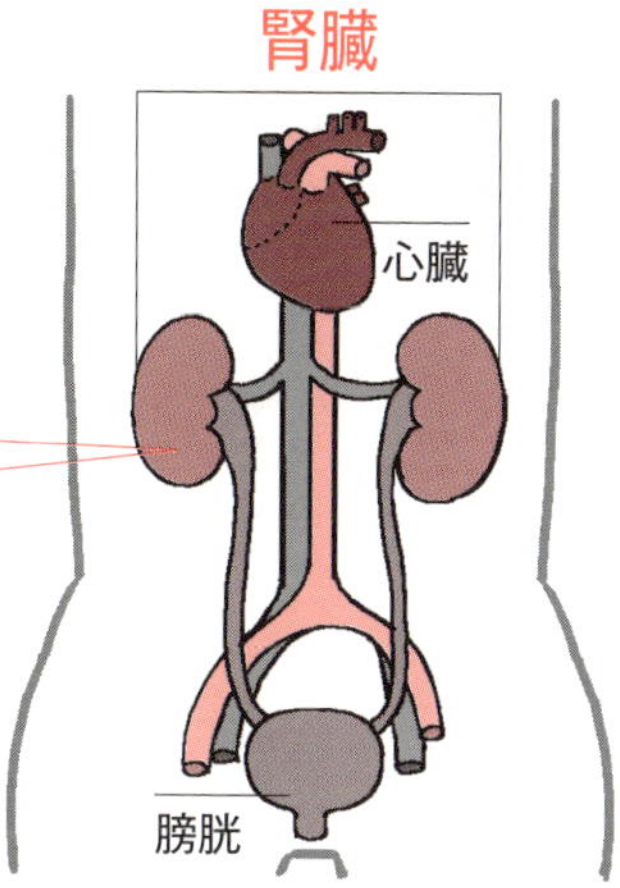

腎臓には、片側につき約100万個の「糸球体」と呼ばれる毛細血管の塊がある。心臓から全身へ送られた血液の$\frac{1}{5}$が腎臓へ流れ、糸球体でろ過される。

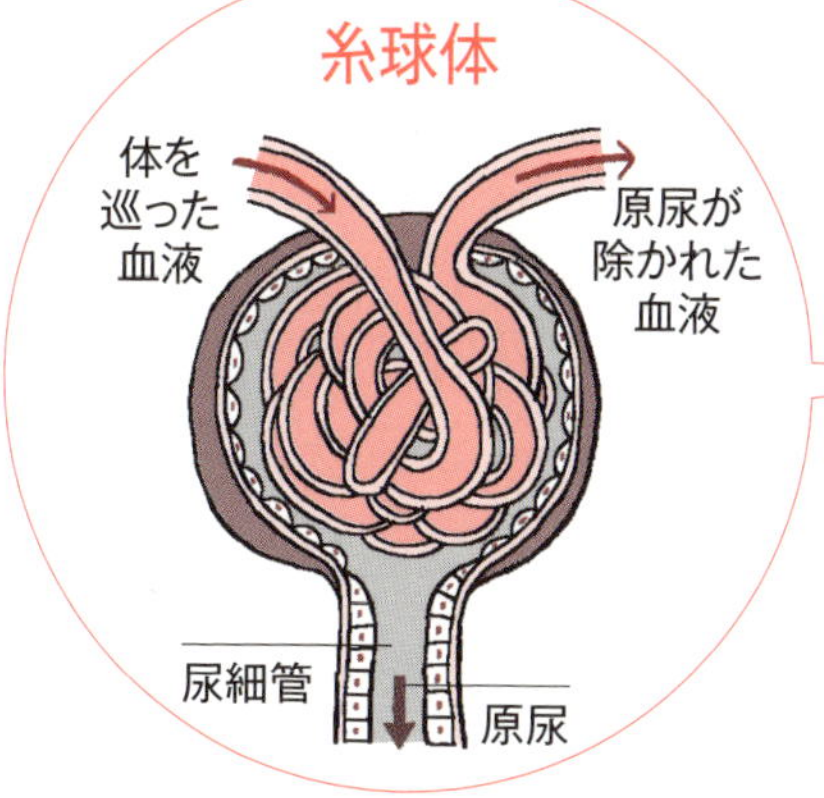

ろ過された血液は原尿として尿細管へ流れ、そこで体に必要な成分だけが再吸収され、残りは老廃物とともに尿として排出される。

診断基準❶

腎臓に明らかな傷害がある
（尿たんぱく陽性、アルブミン尿陽性）

尿検査や画像検査の結果、腎臓の構造や機能に傷害がある場合。特に、尿中に一定以上のたんぱくやアルブミン（たんぱくの一種）があることが重要。

診断基準❷

腎臓の働きが正常の60%未満
（糸球体ろ過量が60mL/分/1.73m^2未満）

腎臓の働きは、「糸球体ろ過量」が指標。血液検査で「血清クレアチニン値（血液中の老廃物量）」を調べ、それをもとに計算する。

❶、❷のいずれか、
または両方が3か月以上続いている

↓

慢性腎臓病

腎臓の働きにより、細胞の周囲がいつも最適な状態に保たれている

体内環境の変化を監視し、尿の成分を調節する

体は数多くの細胞でできていますが、細胞が正常に機能するためには、細胞の周囲の環境（さまざまな電解質の濃度、浸透圧、pH《ペーハー》、血圧、循環血液量など）が適切な状態に維持されている必要があります。そのために24時間休みなく働いているのが腎臓です。

食べたり飲んだりすれば、体内の環境が乱れます。たとえば、塩分が入ってきたり、水分が入ってきたりすると、体の中の環境が変化します。そのまま放っておけば、環境の変化で細胞が正常に働けなくなってしまいます。

そこで、腎臓は血液の中から余分な物質を取り出し、それを尿として体外に排出します。1日24時間仕事を続け、細胞の周囲（体内環境）をいつでも生きていく上で最適な状態にしているのです。

腎臓はホルモンを分泌する働きもしています。たとえば、赤血球は骨髄《こつずい》でつくられますが、造血を命じるホルモンは腎臓から分泌されます。血圧を上昇させるホルモンや、血圧を下げるホルモンを分泌して、血圧をコントロールする働きもしています。

そのため、腎臓が傷害されたり正常に働かなくなったりすると、貧血や高血圧になることがあります。

ワンポイント

腎臓の働きが低下したら、食事療法が必要に

腎臓が正常に機能していれば、好きなだけ食べ、好きなだけ飲んでも、心配することはありません。腎臓がどんどん血液をろ過し、余分な物質は尿として捨ててしまいます。そのため、いつでも体の中の環境は一定に保たれるわけです。

しかし、慢性腎臓病になり、腎臓が十分に働かなくなってしまったら、そうはいきません。

体内環境を正常な状態に維持するためには、食べたり飲んだりする内容を考える必要が出てきます。これが、食事療法です。

食事や生活習慣で変わる体内環境を腎臓が整える

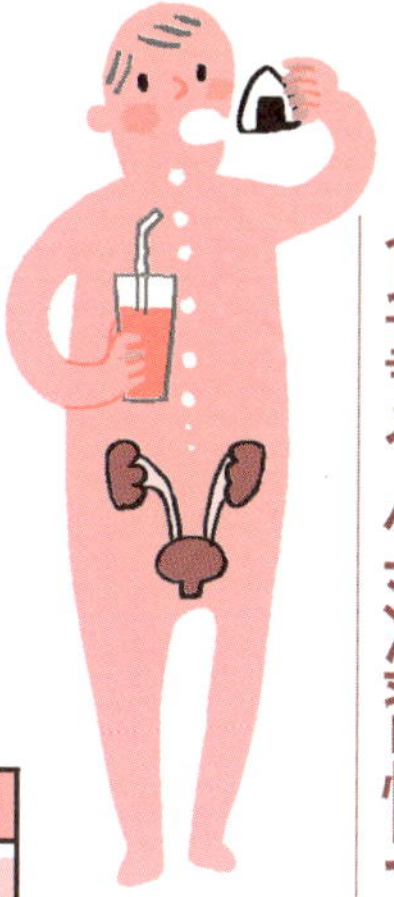

食べたり
飲んだり
すると…

細胞の周りの環境が乱れる

食事によってカリウムやナトリウム（塩分）、リン、水分をとると、その分細胞を取りまく環境が変化する。

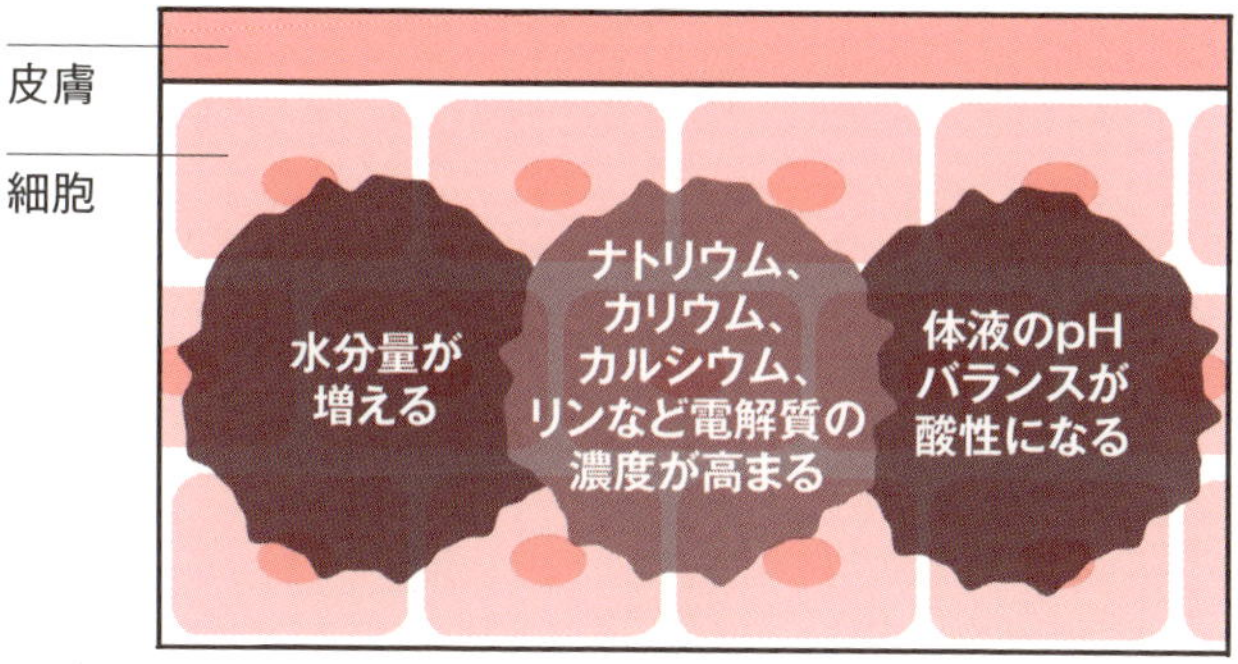
皮膚
細胞
水分量が増える
ナトリウム、カリウム、カルシウム、リンなど電解質の濃度が高まる
体液のpHバランスが酸性になる

すぐに腎臓が察知して、尿の成分や量を調整する

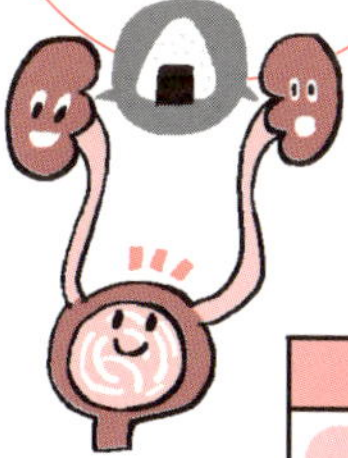

細胞に最適な環境に戻る

最適な環境でなければ、細胞はうまく働いて生命を維持することができなくなる。腎臓が常に働いて、体の状態に合った尿をつくり、体内環境を整えている。

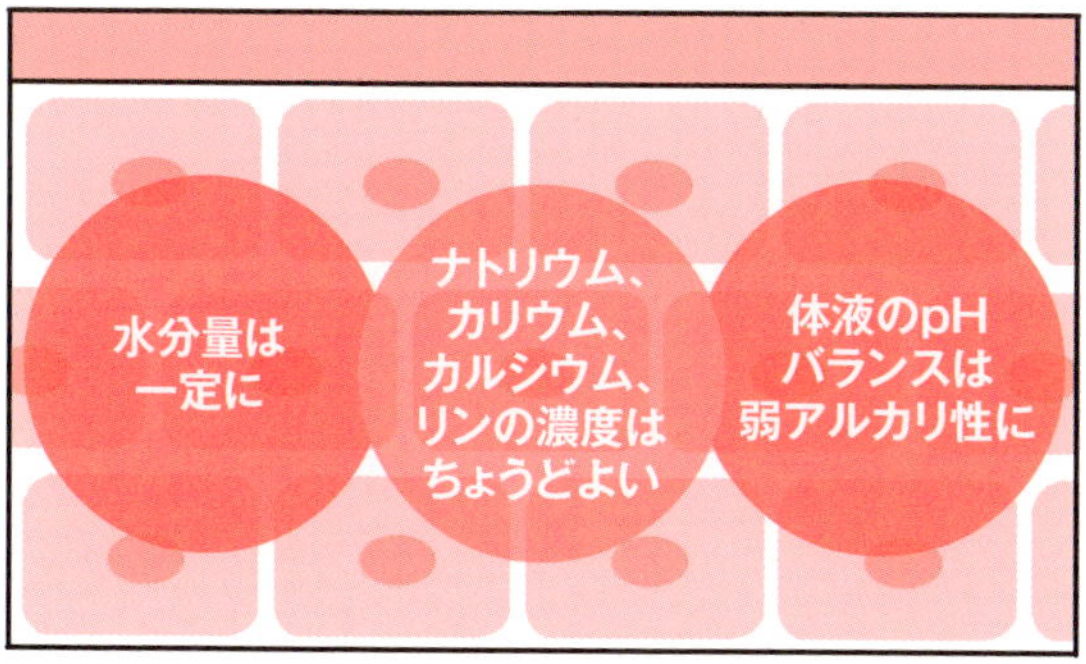
水分量は一定に
ナトリウム、カリウム、カルシウム、リンの濃度はちょうどよい
体液のpHバランスは弱アルカリ性に

腎傷害、働きの低下は、気づかないうちに進んでいる

慢性腎臓病は、尿と血液に異常が現れる

腎臓は血液をろ過し、そこに含まれている余分な物質だけを、尿として排出します。しかし、腎臓が傷害されていたり、腎臓の働きが低下していたりすると、これがうまくいかなくなります。

腎臓が傷害されると、本来は漏れてこない血液中のたんぱくや赤血球が漏れてきます。これがたんぱく尿や血尿（目で見て赤くない場合を潜血という）です。

腎臓の働きが低下すると、本来なら尿中に捨てられる物質が、血液中に残ってしまいます。たとえば、老廃物の一種であるクレアチニンの量が、正常な範囲を超えるようになります。

腎臓の傷害の結果は尿検査に、働きの低下は血液検査の結果に現れるのです。

腎臓が傷害されていても、働きが低下していても、自覚症状はほとんど現れません。そのため、慢性腎臓病が進行していることに気づかず、治療を受けないまま放置する人が多いのです。これでは、腎臓はどんどん悪くなっていき、末期腎不全まで進行する恐れがあります。また、進行の途中で脳卒中や心筋梗塞などの心血管疾患を発症する危険も高くなります。

適切に対処するためには、自分の腎臓の状態を知る必要があります。そのためには、まず検査が大切です。

ワンポイント

むくみ・だるさで判断するのは危険！

腎臓が悪くなると、体にむくみが現れたり、だるさを感じたりする、と思っている人が多いようです。確かに病状が進行すれば、このような症状が現れてくることもあります。しかし、これだけで腎臓の状態を判断しようとするのはとても危険です。腎臓が傷害されても、働きが低下しても、自覚症状が現れないことのほうが多いからです。

むくみやだるさがないから治療はまだ必要ない、と思っている人は、それだけ慢性腎臓病を悪化させてしまう危険があります。

体に必要なものが排出され、不必要なものが残ってしまう

健康なら

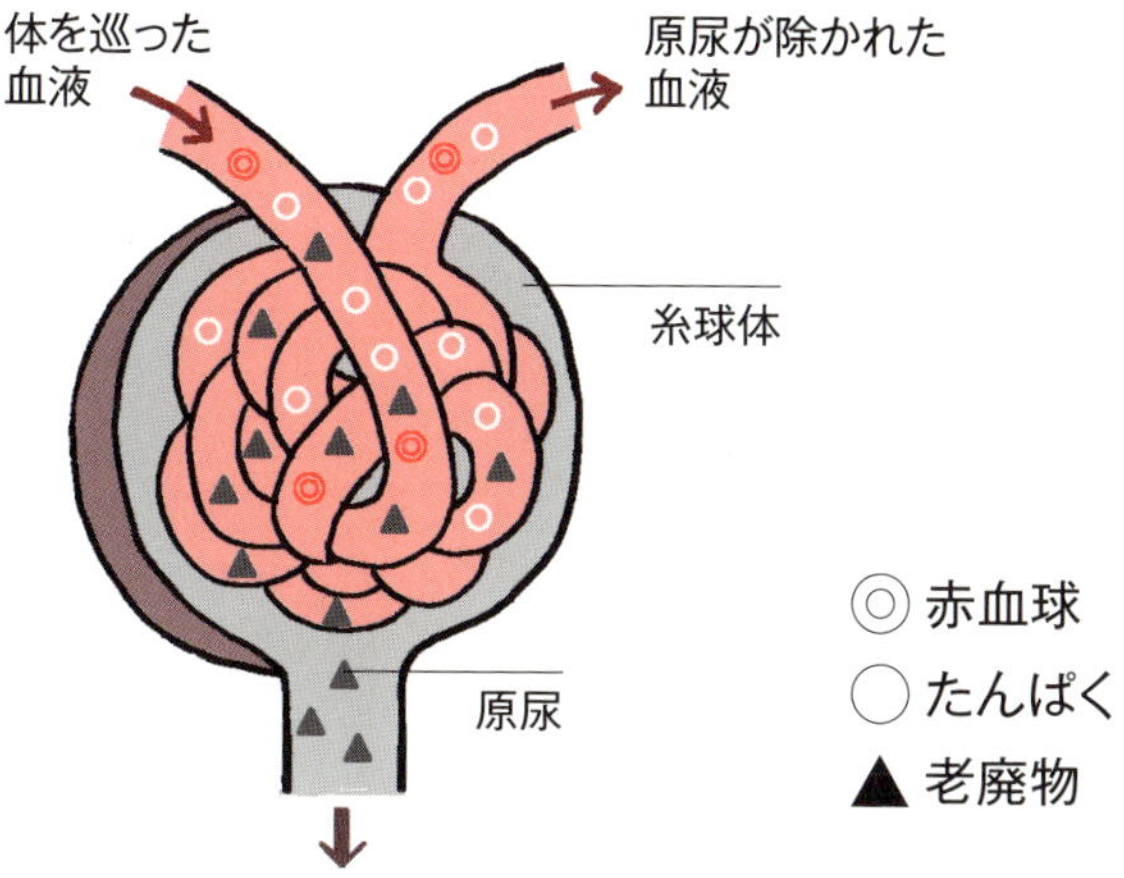
体を巡った血液
原尿が除かれた血液
糸球体
原尿
◎ 赤血球
○ たんぱく
▲ 老廃物

糸球体でろ過され排泄《はいせつ》されるのは、体内で生じた老廃物や余分な水分など。たんぱくや赤血球などはろ過されず、血液中に残る。

腎傷害があると

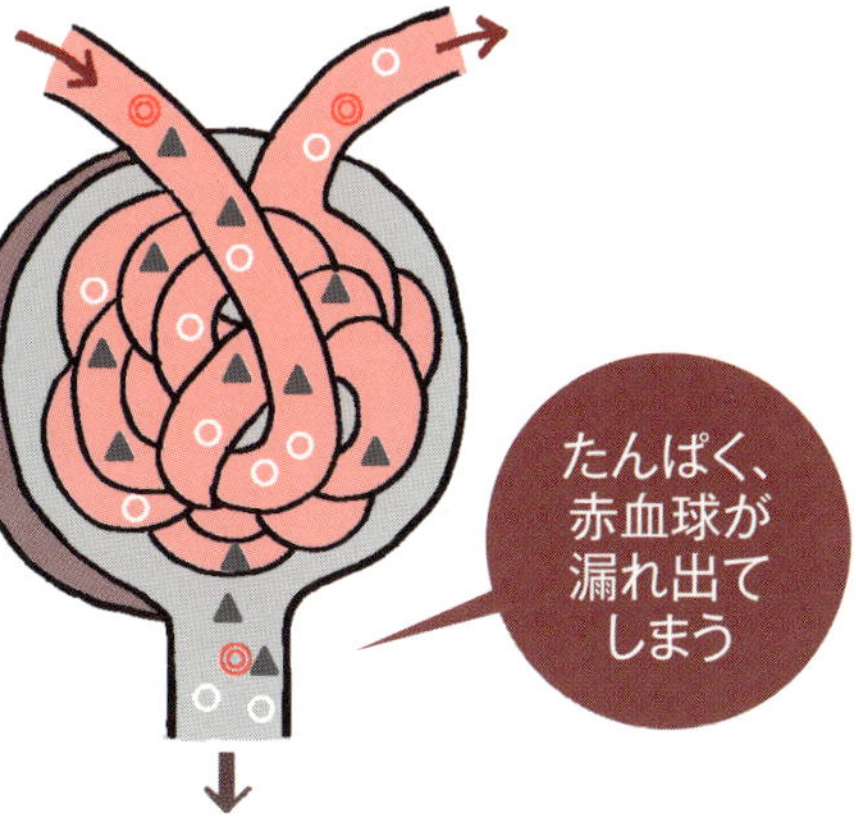
たんぱく、赤血球が漏れ出てしまう

糸球体の損傷によってたんぱくや赤血球が尿中に排出されるようになる。これが、たんぱく尿やアルブミン尿、血尿。

働きが低下していると

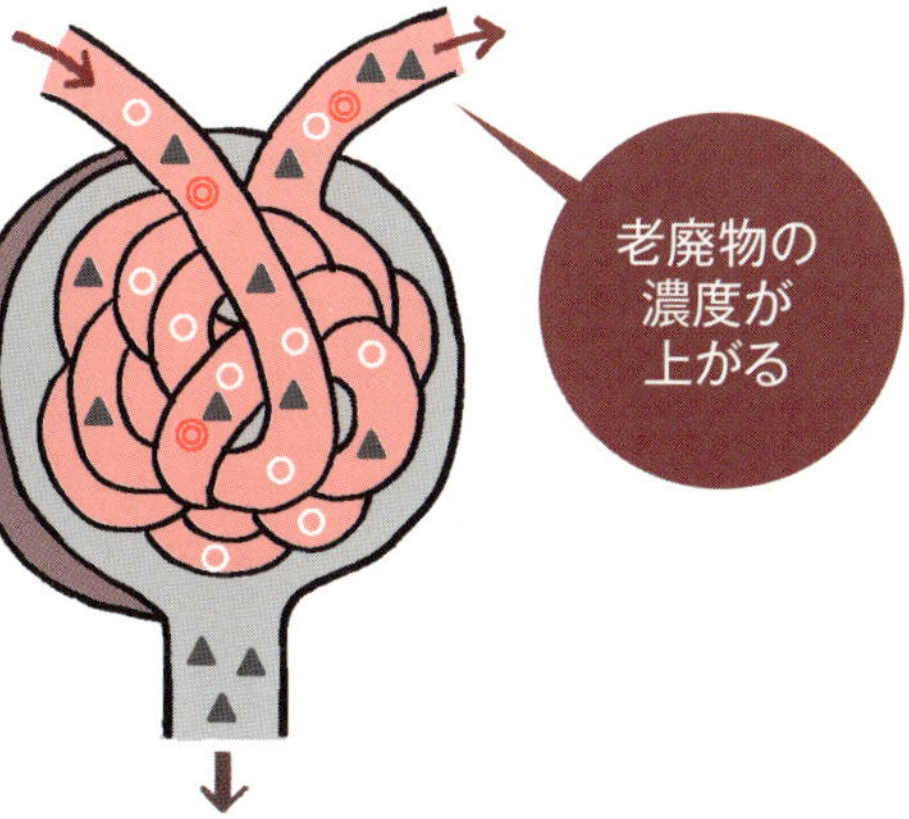
老廃物の濃度が上がる

糸球体でのろ過量が低下し、老廃物が十分に排泄されず、血液中に残ってしまう。これにより、血清クレアチニン値が上昇する。

放っておくと、末期腎不全に。心筋梗塞、脳梗塞のリスクも高い

末期腎不全に至ると、透析療法が必要になる

慢性腎臓病の適切な治療を受けないでいると、病状はどんどん進行していき、腎臓の働きが正常の15％未満にまで低下した末期腎不全になってしまうことがあります。こうなると、体内の環境を維持するために、厳格な食事療法や薬物療法が必要です。

それでも体内環境を維持できなくなると、人工的に老廃物や余分な水分などを血液中から取り除く透析療法（血液透析・腹膜透析）が必要になります。あるいは、腎移植（生体腎移植・献腎移植）が必要になります。

怖いのは末期腎不全だけではありません。慢性腎臓病になると、心筋梗塞や脳梗塞などの心血管疾患が起きやすくなることがわかっています。そして、慢性腎臓病が重症化するほど、心血管疾患の危険性は高まります。

心筋梗塞や脳梗塞は、命に関わることもありますし、重い後遺症が残ることもあります。

それを未然に防ぐためにも、慢性腎臓病が見つかった場合には、適切に対処し、必要に応じて治療を受けることが大切です。

ワンポイント

潰瘍《かいよう》や壊疽《えそ》で足の切断の危険性がある

慢性腎臓病によって起こりやすくなる心血管疾患には、心筋梗塞や脳梗塞のほかに、足の末《まっ》梢《しょう》動脈《どうみゃく》閉塞《へいそく》なども含まれています。慢性腎臓病では、全身の血管で動脈硬化が起こりやすくなり、それによってさまざまな病気が生じてくるのです。

足の末梢動脈閉塞は、適切な治療を行わないでいると、潰瘍や壊疽を起こしてしまい、足を切断しなければならないこともあります。こうした事態を避けるためにも、慢性腎臓病を放置しないことが大切です。

治療せずにいると、命に関わることが

慢性腎臓病

たとえ自覚症状がなくても、治療をしなければ腎臓の傷害は進み、働きはどんどん低下する危険がある。

心筋梗塞、脳梗塞

腎臓の働きの低下とともに、心臓や脳の血管でも傷害が進み、重大な病気を起こしかねない。

末期腎不全

腎臓の働きを示す糸球体ろ過量が15mL/分/1.73㎡未満にまで下がった状態(健康な場合は約100mL/分/1.73㎡)。ほとんど働きを失っている。

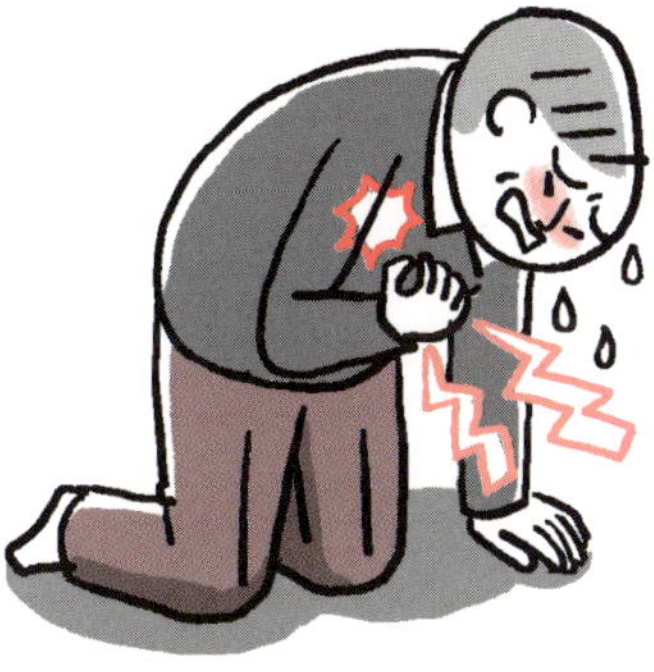

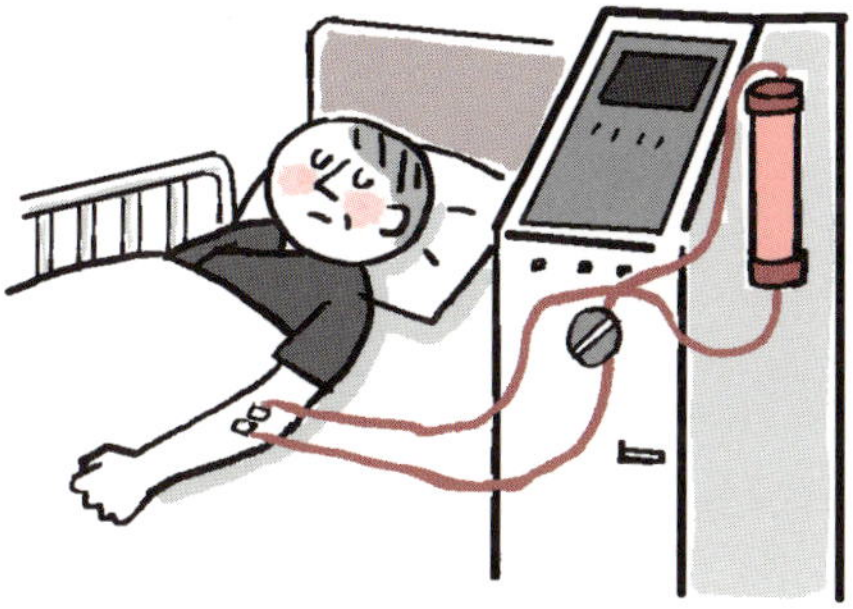

●突然、命を落としかねない
●後遺症が残ることも

心筋梗塞も脳梗塞も一度で命に関わる病気。たとえ命が助かったとしても、麻《ま》痺《ひ》や運動機能の低下などの後遺症が残る可能性が高い。

●透析療法が必要になる
●腎移植が必要になる

生命維持のためには、人工的に血液をきれいにする透析療法を続けるか、腎移植を受ける必要がある。

まずすることは、食事と生活の改善で、腎臓の負担を減らすこと

環境維持の負担が減れば、腎臓は楽になる

腎臓は体内の環境を常によい状態に保つ仕事をしています（34ページ参照）。

慢性腎臓病で腎臓が傷害されたり、働きが低下したりしているのに、好きなだけ食べたり飲んだりしていると、腎臓はフル稼働しなければなりません。その状態が続くと、腎臓は疲弊《ひへい》し、傷害や働きの低下は進んでしまいます。

食事でとる塩分やたんぱく質を減らしたり、慢性腎臓病の原因となる生活習慣病を適正にコントロールしたりすることで、腎臓の負担を軽減することが必要です。

腎臓の傷害や働きの低下が起きても、すぐに影響が現れることはありません。残された正常な部分ががんばり、なんとか必要な働きをしようとするからです。

しかし、この状態は腎臓にとっては大きな負担になってしまいます。

慢性腎臓病になったら、なるべく腎臓の負担を減らすことが、腎臓を長持ちさせることにつながります。腎臓の傷害や働きの低下を回復させることはできませんが、負担を減らすことで、腎臓が働ける状態を長く保つことは、多くの場合可能です。

ワンポイント

病気の理解が深まれば治療は続けやすくなる

慢性腎臓病の治療では、減塩やたんぱく質制限などの食事療法が必要になったり、薬の服用が必要になったりします。継続すれば効果がありますが、長年にわたってそれを続けるのは、けっして簡単ではありません。

継続するために大切なのは、慢性腎臓病という病気についてよく知り、なぜこの食事療法が必要なのか、なぜ薬の服用を続ける必要があるのか、ということをよく理解することです。

理解が深まれば、治療は続けやすくなります。

あらゆる角度から腎臓を守り、病気の進行を防ぐ

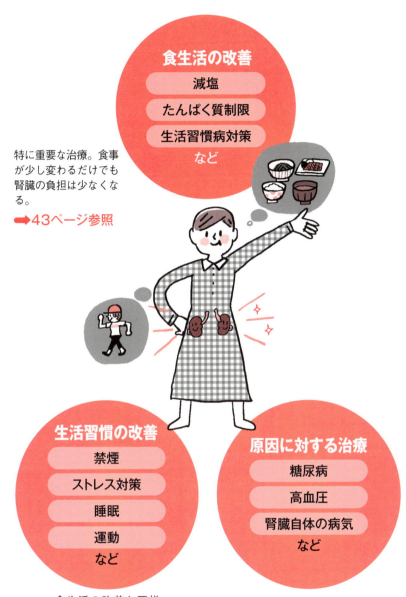

食生活の改善

- 減塩
- たんぱく質制限
- 生活習慣病対策

など

特に重要な治療。食事が少し変わるだけでも腎臓の負担は少なくなる。

➡43ページ参照

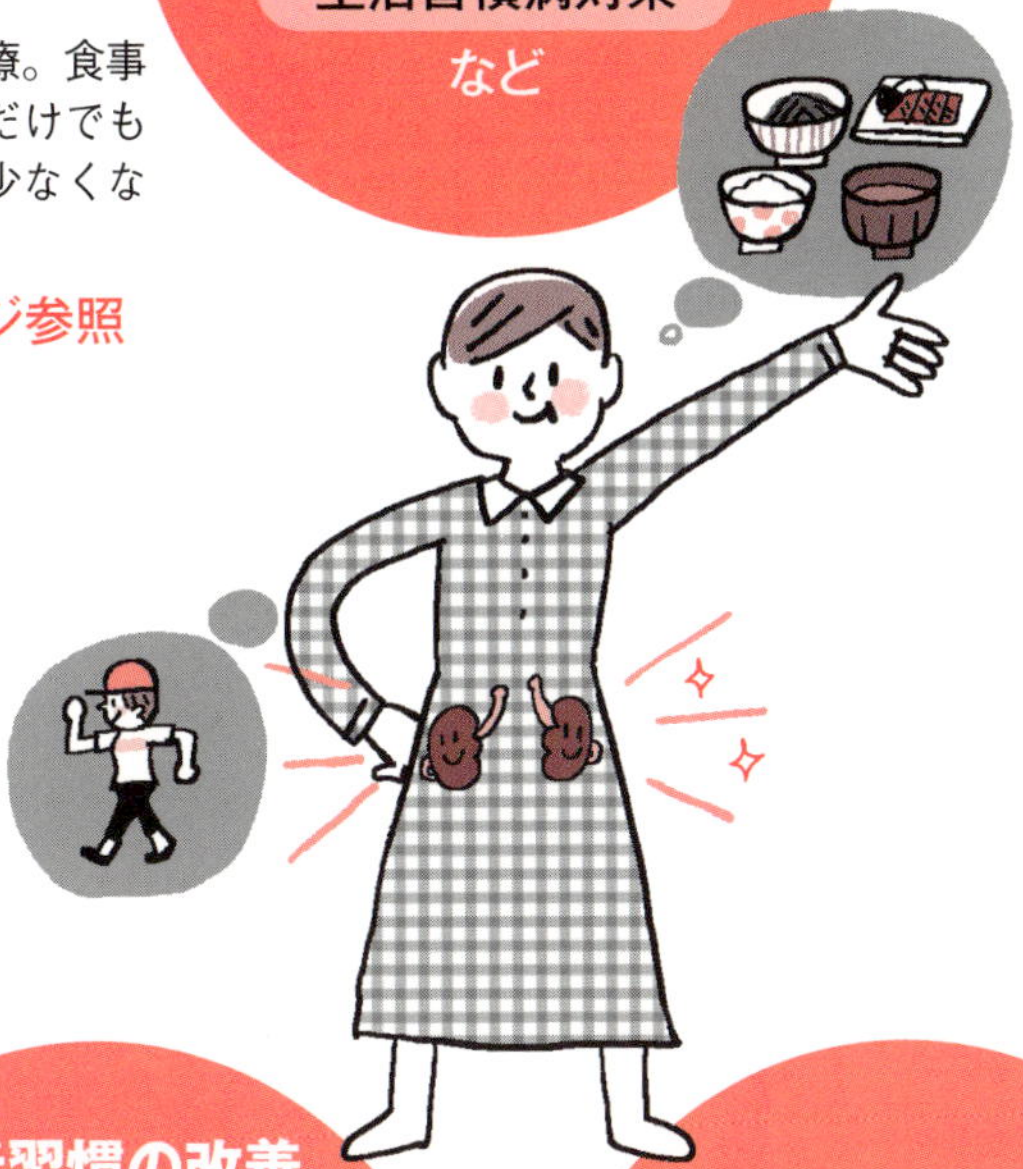

生活習慣の改善

- 禁煙
- ストレス対策
- 睡眠
- 運動

など

食生活の改善と同様に、腎臓の負担を減らす治療。たばこはもちろん、ストレスや睡眠不足も腎臓に影響を及ぼす。

➡79ページ参照

原因に対する治療

- 糖尿病
- 高血圧
- 腎臓自体の病気

など

腎臓を傷害し、働きを低下させている根本原因を改善、治療することで、さらなる進行を防ぐ。

➡101ページ参照

Column

チェックしてみよう！ 末期腎不全の危険は？

慢性腎臓病の重症度分類

慢性腎臓病の重症度分類			A1	A2	A3
原因疾患：糖尿病			尿アルブミン量（mg/日）		
			A1 正常（<30）	A2 微量アルブミン尿（30~299）	A3 顕性アルブミン尿（≧300）
原因疾患：高血圧、腎臓の炎症など			尿たんぱく量（g/日）		
			A1 正常（－~±/<0.15）	A2 軽度たんぱく尿（1+/0.15~0.49）	A3 高度たんぱく尿（2+以上/≧0.5）
腎臓の働き GFR（mL/分/1.73㎡）	G1	正常または高値 ≧90	非慢性腎臓病	軽度	中等度
	G2	正常または軽度低下 60~89	非慢性腎臓病	軽度	中等度
	G3a	軽度~中等度低下 45~59	軽度	中等度	高度
	G3b	中等度~高度低下 30~44	中等度	高度	高度
	G4	高度低下 15~29	高度	高度	高度
	G5	末期腎不全 <15	高度	高度	高度

●（日本腎臓学会編「CKD診療ガイド2012」より改変引用）

！ 心血管疾患のリスク……数倍~10倍
透析導入の危険……………数10倍~数100倍

慢性腎臓病の重症度分類は、上の表のようになっています。横軸に尿たんぱく（糖尿病の人は尿アルブミン）の程度、縦軸に腎臓の働きの程度をとり、両者の関係で、非慢性腎臓病、軽度、中等度、高度といった重症度が決まります。重症度が進むほど、心血管疾患のリスクが高まりますし、透析療法が必要となる可能性も高くなります。

２つの検査（98ページ参照）結果から重症度を簡単に判定できます。慢性腎臓病の人は、自分がこの表のどこに当てはまるのかを、把握しておく必要があります。そして、できるだけ進行を遅らせるためには、現状をしっかり自覚し、治療につなげることが大切です。

Part 2

食事を変えれば 長生きできる 腎臓を守る 食事術

慢性腎臓病の食事

腎臓の負担を減らし、今ある働きを守る

食事で負のサイクルを、良いサイクルに変える

負のサイクル

食べすぎや乱れた食習慣は、腎臓に負担をかけるとともに、生活習慣病も進め、腎臓の働きを低下させる。食事を改めないと、腎臓の状態は悪くなっていく。

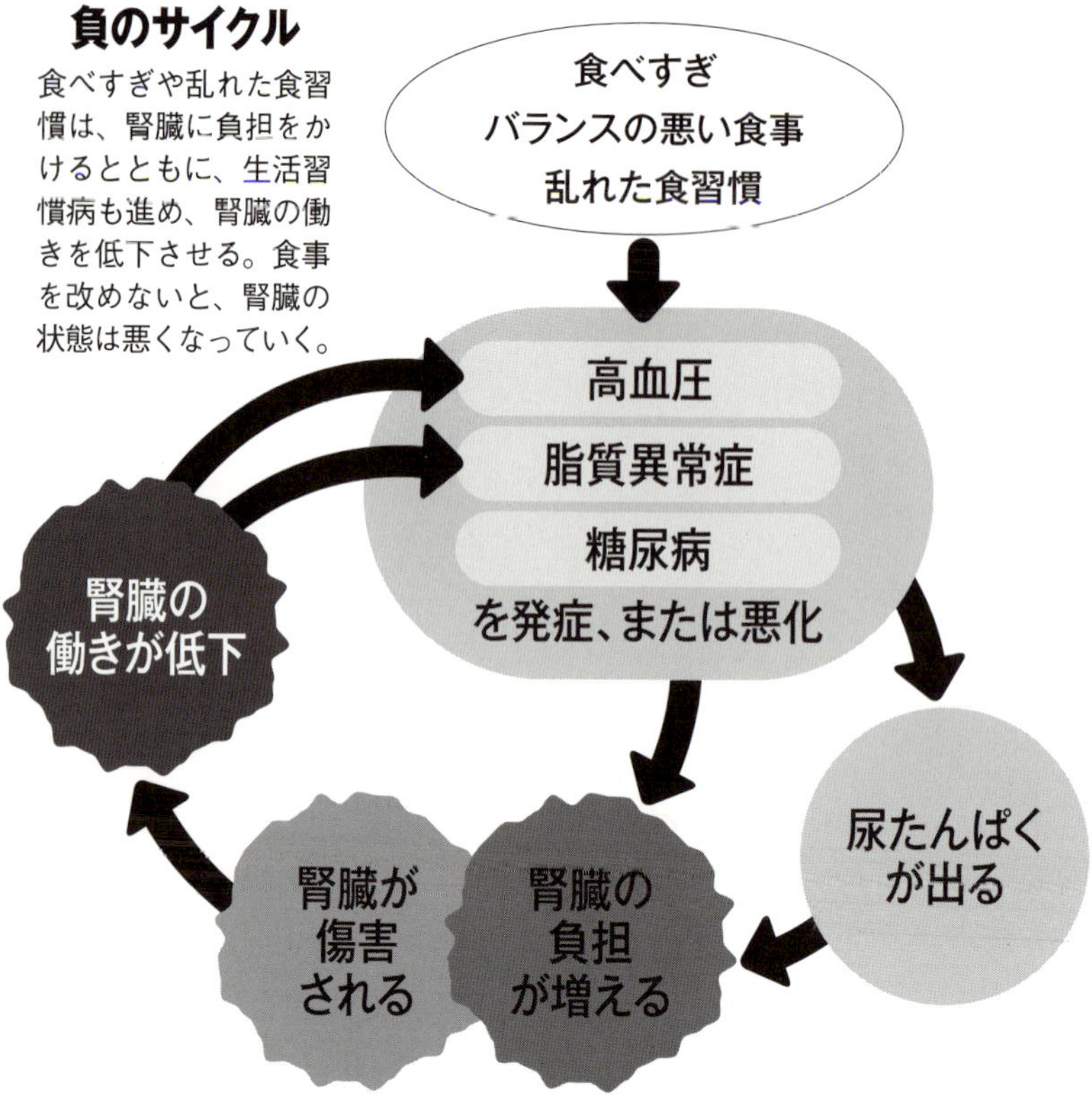
食べすぎ
バランスの悪い食事
乱れた食習慣
高血圧
脂質異常症
糖尿病
を発症、または悪化
尿たんぱくが出る
腎臓の負担が増える
腎臓が傷害される
腎臓の働きが低下

食事を改めないと、腎臓の負担が増える

体内の老廃物を排出している腎臓には、食べすぎやバランスの悪い食事によって、大きな負担がかかります。塩分やたんぱく質の摂取量が多いと、余分な塩分や老廃物を排出するのに、過剰に働かなければならないからです。

腎臓が傷ついている場合には、それによりさらに傷つき、働きが低下する危険があります。

また、高血圧、糖尿病、脂質異常症などの生活習慣病も、腎臓を傷つけ、働きが低下する原因となります。

働きが低下している状態で不適切な食事を続ければ、ますます腎臓に負担をか

良いサイクル

食生活の見直しで生活習慣病が改善すれば、腎臓の負担は減る。薬も効きやすくなり、働きが維持できる良いサイクルが生まれる。

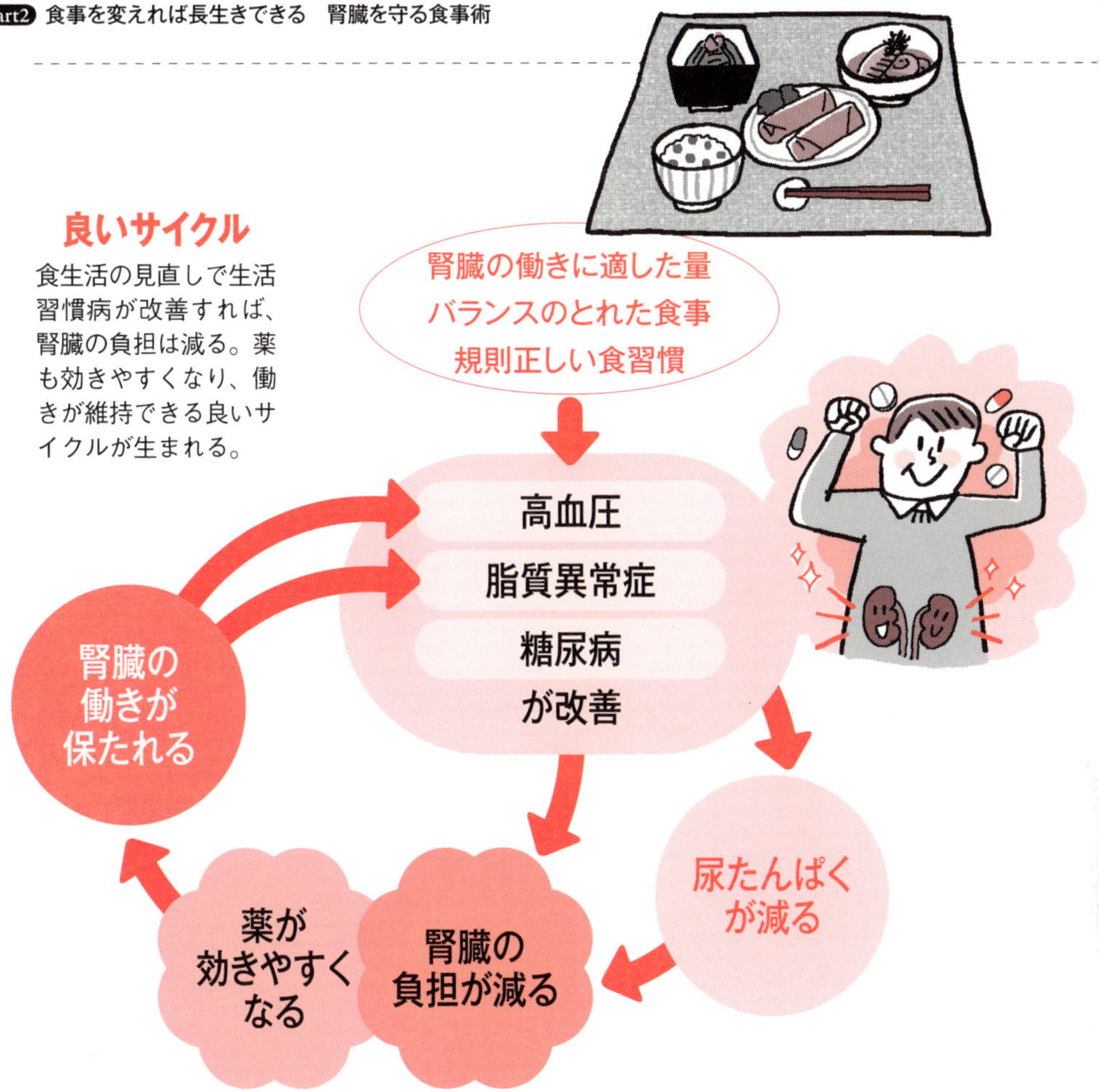

腎臓の働きに適した量
バランスのとれた食事
規則正しい食習慣
高血圧
脂質異常症
糖尿病
が改善
尿たんぱく
が減る
腎臓の
負担が減る
薬が
効きやすく
なる
腎臓の
働きが
保たれる

け、さらに働きが低下するという悪循環に陥ります。これを断ち切るには、食事療法が必要です。

食事が変われば、薬も効きやすくなる

腎臓に負担をかけない食事をすれば、病気の進行が抑えられ、尿たんぱくも減る可能性があります。

また、バランスのとれた食生活は、高血圧、糖尿病、脂質異常症などの生活習慣病の改善をもたらし、腎臓の負担を減らすことにもつながります。

薬も効きやすくなり、生活習慣病が適切にコントロールできるようになります。

このように、適切な食事は腎臓の働きの維持に好循環をもたらします。慢性腎臓病の治療で食事療法が重要なのはそのためです。

改善のポイント

エネルギー、塩分、たんぱく質がカギ

慢性腎臓病のステージに合わせて調整する

食事療法は、腎臓の働きのステージによって内容が決まる。

慢性腎臓病のステージ（GFR）	G1（腎臓の傷害が始まっているが、働きは正常）	G2（腎臓の傷害があり、働きもやや低下）
エネルギーの調整		
塩分制限		
たんぱく質制限		とりすぎに注意
カリウム制限		制限なし

腎臓の働きを守るには、3つのポイントが大切

慢性腎臓病の食事療法では、まず塩分制限が行われます。余分な塩分を減らすことで、腎臓の負担を減らします。

少し進行すると、たんぱく質制限が必要になります。たんぱく質の摂取量が多いと、老廃物が増え、そのために腎臓にかかる負担が増加するためです。

もう1つ重要なのが、適切なエネルギー量をとることです。肥満の人は、食事のエネルギー量を減らす必要があります。その一方で、たんぱく質を制限していると、エネルギー量が不足することが多く、必要量をしっかりとることがポイントになります。

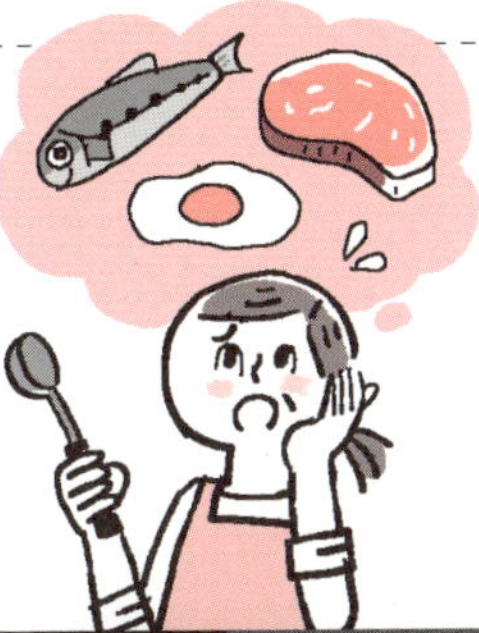

●日本腎臓学会編『慢性腎臓病に対する食事療法基準2014年版』より作成

G5（腎臓がほとんど働いていない。末期腎不全）	G4（腎臓の働きが、高度に低下）	G3b（腎臓の働きが、中等度～高度に低下）	G3a（腎臓の働きの低下が明らか）
1日当たり、標準体重（kg）×25～35（kcal）			
1日当たり、塩分3g以上6g未満			
しっかり制限（1日当たり、標準体重×0.8～0.6g）			少し制限（1日当たり、標準体重×1.0～0.8g）
しっかり制限（1日当たり、1500㎎以下）		少し制限（1日当たり、2000㎎以下）	

血液中のカリウムやリンが高い場合には、これらの制限も必要です。

生活習慣病があれば、併せて考える

慢性腎臓病は、生活習慣病が原因になっていることもあります。その場合には、原因となる病気の食事療法も考えます。

それぞれの病気の食事については、PART4（101ページ）を参照してください。

アドバイス

できるだけ早く治療を始めましょう

腎臓の働きがそれほど低下していない時期なら、さほど厳しい食事制限をしなくても治療の効果があります。また、残っている働きを長持ちさせることができる可能性もあります。

エネルギーの調整

多すぎず、少なすぎない量を食べる

1日の食事量は、自分の体格から決まる

エネルギー調整でポイントになるのは、肥満かどうか。まずは、
今の身長と体重からBMI（体格指数）を計算して、自分の体格を把握しよう。

BMI ＝ 体重（kg） ÷ 身長（m） ÷ 身長（m）

判定基準

計算の結果が25以上なら、肥満と判定。
一般に、健康維持のための理想的なBMIは、
22とされている。

23　24　25

肥満

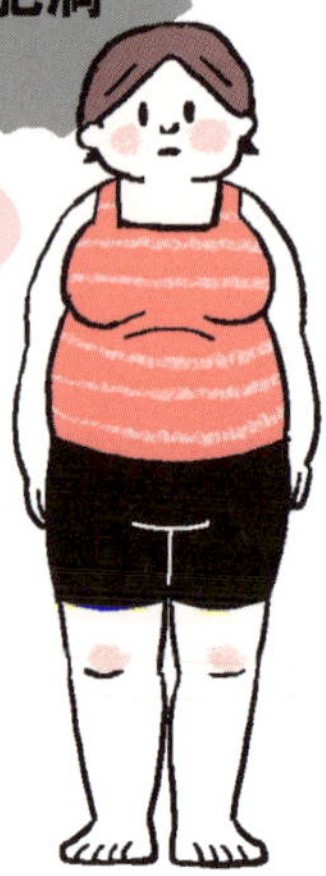

BMIが25以上なら

食事量・内容を見直して肥満を改善する

肥満はたんぱく尿の発症に関連している。また、高血圧や糖尿病などを招き、腎臓の働きを低下させる。腎臓を守るためにはまず、肥満を改善する（50ページ参照）。

体格に合った量が腎臓を守る

生活習慣病を背景として起きている慢性腎臓病では、肥満が問題となることがよくあります。そのような場合には、摂取するエネルギー量を減らすことが必要になります。

ただ、エネルギー量は減らせば減らすほどよいというものではありません。大切なのは、その人の標準体重を目標に、適切な量をとることです。

エネルギーが不足すると、体を構成しているたんぱく質（筋肉）を分解して、エネルギーをつくるようになります。このときに老廃物が出るため、エネルギー不足は腎臓に負担をかけてしまうのです。

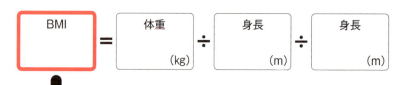

1日の適正摂取エネルギー量の計算法

標準体重 × 1日の活動量の目安

（身長（m）×身長（m）×22）

1日に必要なエネルギー量は、BMI22を理想とする標準体重と、1日の活動量によって決まる。自分に合ったエネルギー量を計算してみよう。

デスクワークが多い人	25〜30kcal
立ち仕事や力仕事の人	30〜35kcal

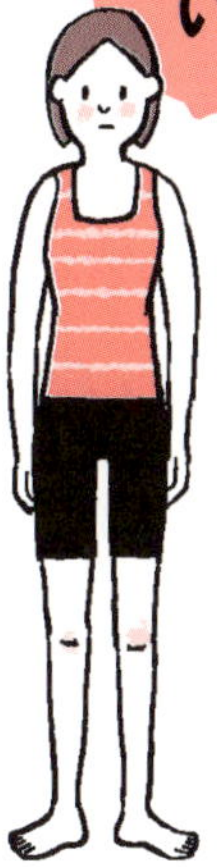

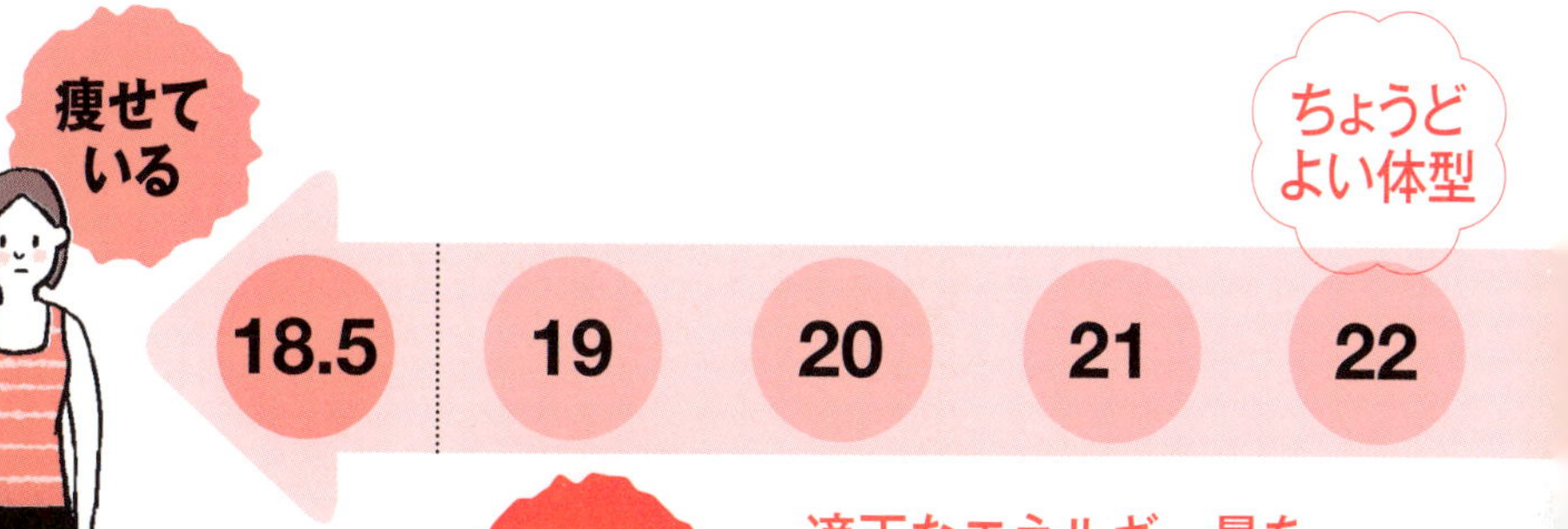
痩せている
18.5
19
20
21
22
ちょうどよい体型

BMIが25未満なら

適正なエネルギー量をしっかり確保する

今後、肥満にならないように気をつけるとともに、エネルギー不足による“痩せ”にも注意。たんぱく質量を抑えながら、エネルギー量をしっかりとっていく（60ページ参照）。

特にたんぱく質制限を行っている人は、エネルギー不足になりやすいので、十分に注意する必要があります。

肥満があれば減らす。痩せていれば、しっかり食べる

身長と体重からＢＭＩ（体格指数）を計算し、それが25以上の肥満の人は、摂取エネルギーが過剰です。エネルギー量を減らし、肥満を改善します。ＢＭＩが25未満なら、適正エネルギー量をしっかり確保することを考えます。

適切なエネルギーの摂取とともに、運動により筋肉量が低下しないように配慮することも大事です。食事療法をしてエネルギー不足になり筋肉量が低下すると（サルコペニアという・88ページ参照）、腎臓に悪影響をもたらすだけでなく、生命をも脅かす結果を招くことがあります。

肥満の改善

まとめ食いをやめ、ゆっくり食べる

摂取エネルギー量を減らすポイントは5つ

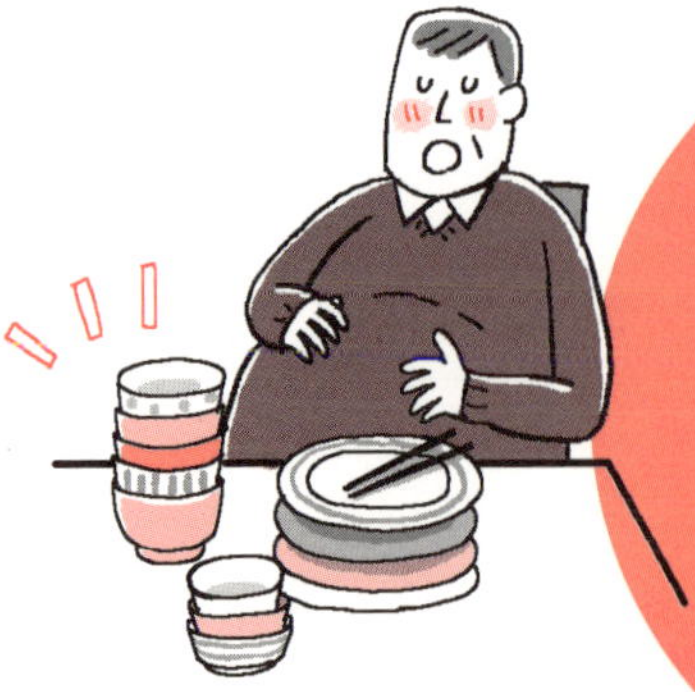

point 1

朝食抜き&夕飯のまとめ食いはやめる

空腹時間が長いと、体は摂取したエネルギーを貯蔵するように働くため、太りやすい。1日3食を決まった時間に食べるのが理想。

point 2

野菜、海藻類を毎食食べる

野菜や海藻類には食物繊維が豊富。中性脂肪の吸収を妨げたり、糖の吸収を遅らせる働きがある。不溶性の食物繊維が多い食品は硬めなので、よく噛むと満腹感が得られ、食べすぎ防止になる。

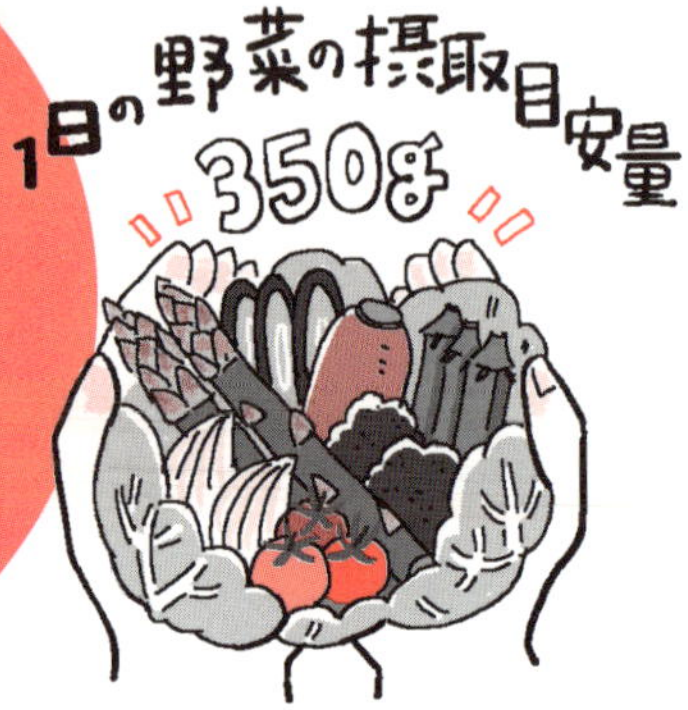

肥満の原因には、生活習慣の乱れがある

肥満がある人は、腎臓を守るためにも減量する必要があります。

そのために、まず行ってほしいのが、生活習慣の見直しです。肥満の原因として、生活習慣に問題があることが多いからです。

たとえば、朝食や昼食を抜いて夕食でまとめ食いをしている、野菜を食べる量が少ない、間食やアルコール類をとりすぎている、揚げ物や炒め物をよく食べる、といった食習慣は、肥満の原因になることがあります。

また、食べるときに噛む回数が少ない早食いの習慣も、肥満に関係しています。

point 3
おやつ、夜食、お酒は減らしていく

間食や夜食によって食べる回数が増えれば、エネルギー量も多くなる。酒の場合は、つまみのエネルギーも加わってくる。少しずつでも減らしていく。

point 4
揚げる・炒めるより、焼く・蒸す料理を食べる

油たっぷりの料理が多いと、エネルギー量が多くなる。焼いたり蒸したりして余分な油を落とした、ヘルシーなメニューをとり入れる。ただし、たんぱく質制限では、エネルギー不足に要注意。

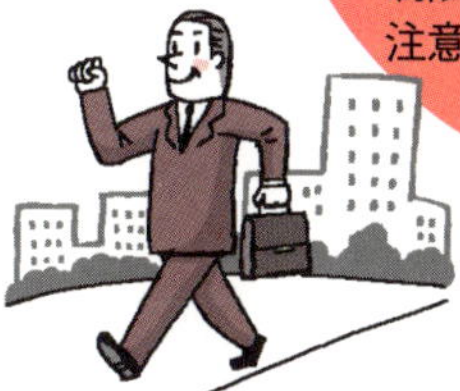

point 5
ひと口ずつよく噛んで、ゆっくり食べる

満腹感を得るまでにかかる時間は、食事開始から20分ほど。その前に食べ終わると、物足りなく感じてつい食べすぎる。よく噛んで味わい、30分以上かけるようにする。

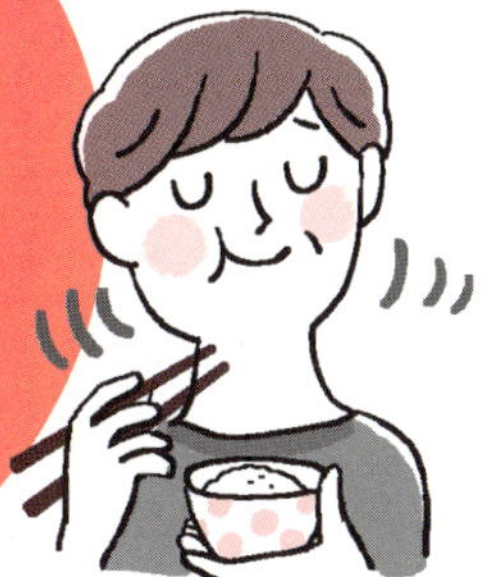

プラスα 体を動かすことも始める

肥満の改善には、摂取エネルギー量を減らすとともに、消費エネルギー量を増やすことが大事。運動のほか、少し早めに歩く、移動に階段を使うなど、日常生活で体を動かす。

3か月で“5%減”を目指す

減量する場合には、ＢＭＩが25未満になることを目標とします（48ページ参照）。ただし、急激に減らすのは体にとって負担が大きいので、3か月で現在の体重を5％減らすことを目指します。それを繰り返すことで、最終的にＢＭＩ25未満にしていくのです。

アドバイス

まずは1つでもOK！ できることから始めよう

改善すべきポイントがたくさんある場合でも、あきらめないでください。たった1つでも、できるところから始めましょう。必ず効果が現れるので、それを繰り返していけばいいのです。

減塩のコツ1

漬け物、塩蔵品、練り製品を控える

"食べない"を目指して、回数を減らしていく

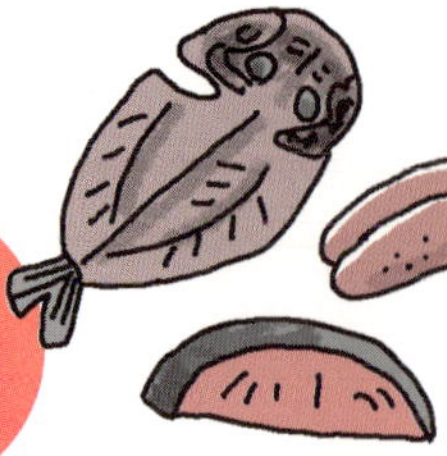

魚介類の塩蔵品

	塩分量
あじの干物　1枚90g	1.5g
塩鮭　1切れ80g	1.4g
たらこ　1/2腹・30g	1.4g
しらす干し　20g	0.8g
かずのこ　30g	0.4g

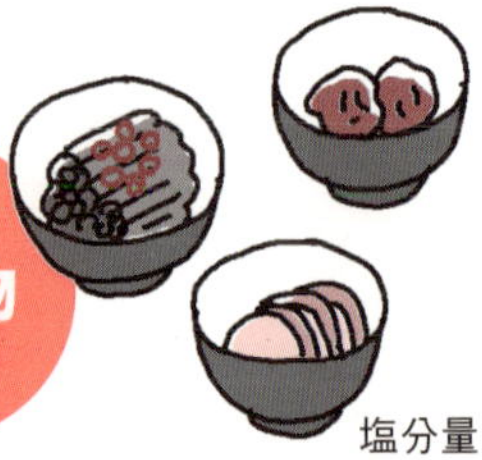

漬け物

	塩分量
梅干し　1個・10g（正味）	2.2g
きゅうり漬け　30g	0.8g
たくあん　30g	1.3g
高菜漬け　30g	1.7g
白菜キムチ　30g	0.7g
白菜漬け　30g	0.7g

漬け物や魚介類の塩蔵品は、長期保存できるようたくさんの食塩を使ってつくられている。これらを減らせば、1日の塩分量はかなり抑えられる。

塩分のとりすぎは高血圧を招いて悪循環に

慢性腎臓病の食事療法では、塩分をとりすぎないことが重要です。塩分摂取量が多いと、それを排出するため、腎臓に過剰な負担がかかってしまうからです。その結果、腎臓の働きがさらに低下し、末期腎不全へのリスクが高まります。適切に塩分制限をすることで、尿たんぱくが減少することも明らかになっています。

また、塩分のとりすぎは高血圧の原因となります。腎臓の病気がある人は、塩分のとりすぎにより高血圧の危険が高くなります。高血圧は腎臓を傷つけ、働きを低下させます。働きが低下するとさらに血圧が高くなります。この悪循環を断

●文部科学省「食品成分データベース」より計算

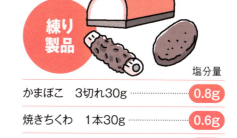

めん類・汁物も高塩分になりやすい

みそ汁 スープ お吸い物 →	**飲むなら1日1回まで**
ラーメン うどん そば →	**食べるなら、週1回以下。スープは残す**
鍋料理 →	**スープは飲まない。“シメ”の雑炊、うどんはしない**

塩分量1日6g未満を実践するうえで、もう1つポイントになるのが、めん類と汁物。みそ汁は1杯で塩分約2g。主菜や副菜で使う塩分を優先するため、これらもできるだけ控える。

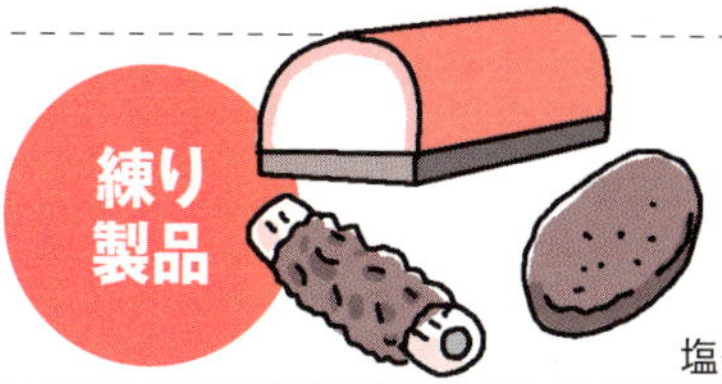

練り製品	塩分量
かまぼこ　3切れ30g	0.8g
焼きちくわ　1本30g	0.6g
さつま揚げ　1枚50g	1.0g

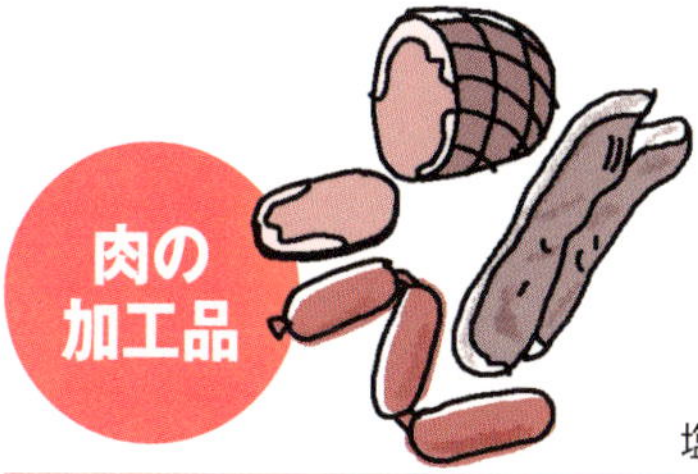

肉の加工品	塩分量
ロースハム　3枚30g	0.8g
ウインナーソーセージ　2本40g	0.8g
ベーコン　2枚35g	0.7g

練り製品や肉の加工品はあまり塩気を感じないが、塩分は多め。食べるなら少量にする。

ち切るためにも、減塩が必要なのです。

高塩分食品をやめるだけでも、効果は高い

減塩の第一歩は、塩分の多い食品を控えることです。たとえば、梅干しやたくあんなどの漬け物、干物やたらこなどの魚介類の塩蔵品です。こうした食品を控えることで、確実に塩分摂取量を減らすことができます。

アドバイス

どうしても食べたいときは……

漬け物や魚介類の塩蔵品が食べたい時は、手づくりの浅漬けや、減塩タイプの漬け物、塩蔵品を選び、食べすぎないようにしましょう。

減塩のコツ❷

目分量はやめる。調味料は量って使う

調味料には、塩分が多く含まれている

小さじ1杯当たりの塩分量

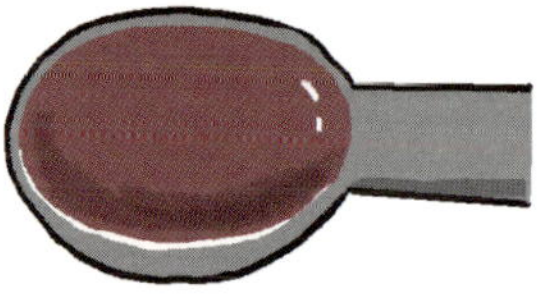

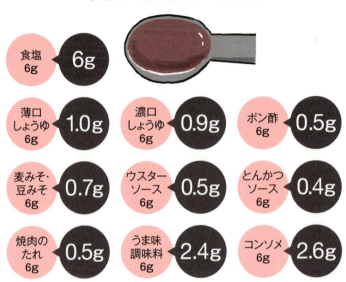

調味料	塩分量
食塩 6g	6g
薄口しょうゆ 6g	1.0g
濃口しょうゆ 6g	0.9g
ポン酢 6g	0.5g
麦みそ・豆みそ 6g	0.7g
ウスターソース 6g	0.5g
とんかつソース 6g	0.4g
焼肉のたれ 6g	0.5g
うま味調味料 6g	2.4g
コンソメ 6g	2.6g

●日本腎臓学会「慢性腎臓病生活・食事指導マニュアル～栄養指導実践編～」より

どんな調味料にも、塩分は含まれている。量を気にせずに使っていると、思いがけず高塩分になってしまう。

量って使えば、多さが実感できる

料理するとき、ほとんどの人が、目分量で調味料を使っています。

これでは、できあがった料理にどのくらいの塩分が含まれているのか、よくわかりません。当然、1日の塩分摂取量を目標範囲に収めることも、できなくなってしまいます。

塩分制限をしっかり行うためには、目分量をやめ、調味料をきちんと量って使うようにします。それにより、どれだけ塩分をとっているのかを自覚できます。これがまず大切なのです。

正確な計量が、確実な減塩を実現させます。

正しく計量する

計量のためにそろえておきたいのは、「計量スプーン」「はかり」の2つ。
それぞれ、正確な計量のコツがある。

はかりを使って量るとき

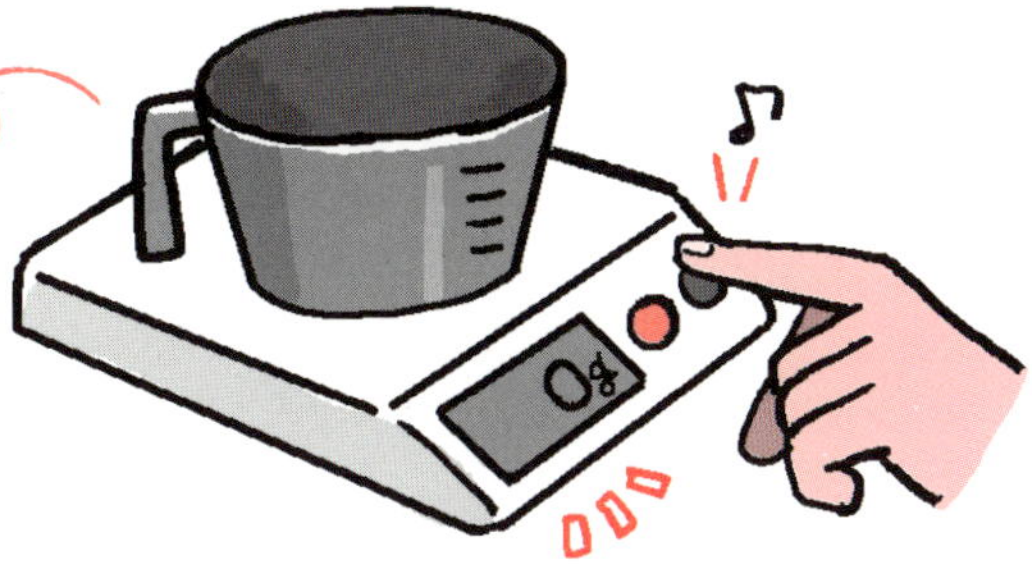

0.1g単位で量れるデジタルタイプを用意して。小さじでは量れない量を量るのに使う。調味料を入れた容器の重さを引いて、計量すること。

計量スプーンで量るとき

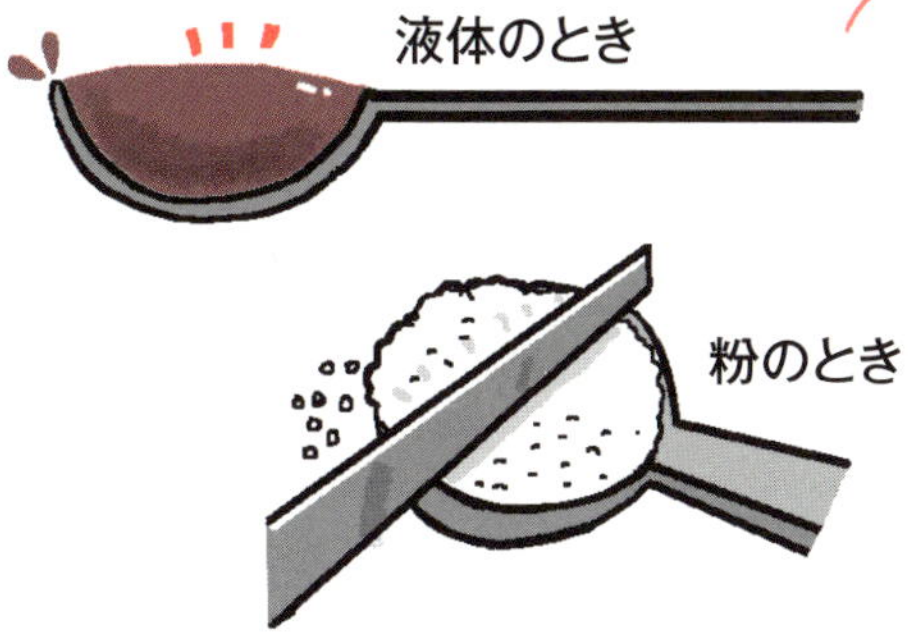

15ml(大さじ)、5ml(小さじ)のほか、1mlサイズを用意する。液体は、スプーンからこぼれずに、表面が少し盛り上がるくらい。粉は、多めにとってフォークの柄などで水平にすり切って使う。

始めは面倒でも徐々に慣れてくる

いちいち計量して調味するのは、最初は面倒に感じられるかもしれませんが、慣れてくればスムーズに行えるようになります。

また、確実に減塩できるので、効果が現れてきます。すると、それが励みになって、減塩に意欲的に取り組めるようになります。

アドバイス

焦らず、少しずつ進めていく

いきなり6g未満を目指しても、うまくいきません。段階的に進めていくと、味覚的にも薄味に慣れ、無理なく減塩できます。最初は不可能に思えた目標値にも、いずれ到達できます。

減塩のコツ❸

味つけは、食材の表面に

調味料の使い方をひと工夫すると、塩分は減る

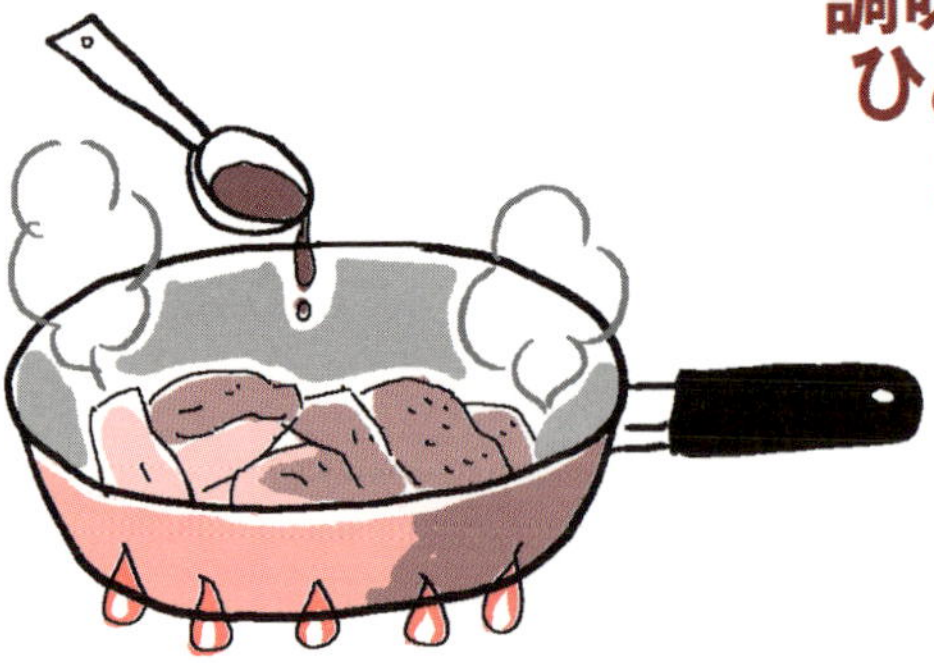

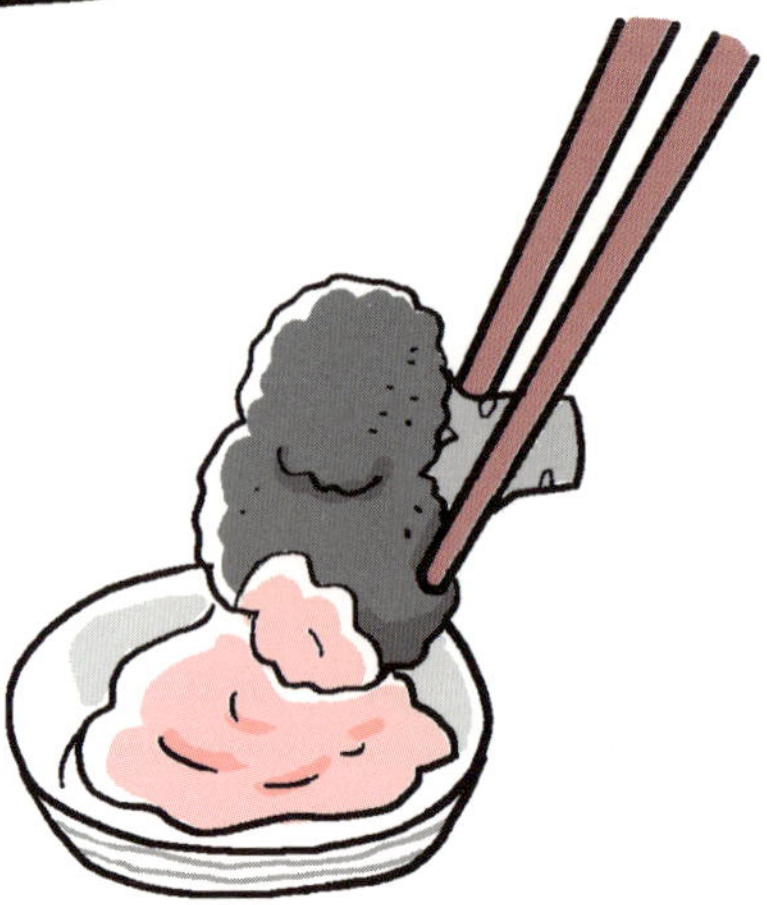

食材の表面にだけ、味をつける

塩焼きや照り焼きがおすすめ。煮込み料理よりは、塩分量を減らせる。照り焼きは、調味液に漬け込まず、焼くときにからめる。

調味料を小皿にとってつける

料理に直接調味料をかけると、量が多くなる。調味料は、小皿にとってつける習慣を。まずは調味料をつけずに味わい、物足りないかどうか試してみる。

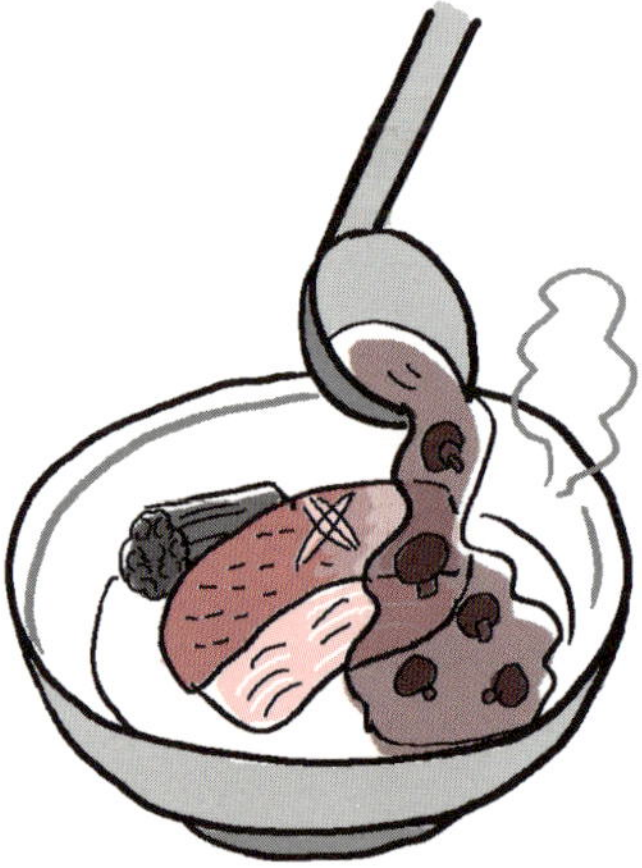

調味料にとろみをつけてあんかけ風に

水溶き片栗粉を加えた調味料をかけて“あんかけ風”の料理をつくる。“あん”は食材によくからむので、少ない調味料でもしっかり味わえる。

プラスα

減塩調味料を使う

塩分量を抑えた、しょうゆやみそ、めんつゆ、ポン酢などを使って調理するのも方法の１つ。ただし、カリウム量が多くなっている減塩食品もある。カリウム制限がある人は注意する。

旬の食材を使えば、もっと味わい深くなる

おすすめの旬の魚

夏（6月～8月）
- まあじ
- きす
- すずき
- 穴子
- とびうお

春（3月～5月）
- かつお
- さより
- さわら
- たい

冬（12月～2月）
- たら
- ぶり
- こはだ
- はまち

秋（9月～11月）
- さんま
- かます
- 鮭
- ししゃも
- まいわし
- まさば

旬の魚は脂がのっていてうま味が強い。塩やしょうゆはほんの少しで十分。青背の魚なら、動脈硬化予防に役立つDHAやEPAも豊富にとれる。

おすすめの旬の野菜

夏（6月～8月）
- オクラ
- えだまめ
- いんげん
- ししとう
- なす
- ゴーヤ
- ズッキーニ

春（3月～5月）
- キャベツ
- みつば
- アスパラガス
- たけのこ
- うど
- 新じゃがいも
- 新たまねぎ
- セロリ

冬（12月～2月）
- ほうれん草
- 白菜
- れんこん
- 春菊
- かぶ
- ブロッコリー

秋（9月～11月）
- さつまいも
- 青梗菜
- まいたけ
- 松茸
- ぎんなん

旬の野菜は、味が濃く香りや甘みが強い。素材の味を生かし調味料を少なくして食べられる。野菜は食物繊維が豊富で、腸内環境の改善にも必至。

調理法や食材選びの工夫が、おいしい減塩の秘訣

調味料が「食材に染み込んでいる料理」と「食材の表面についている料理」では、後者のほうが、食べたときに塩味が強く感じられます。

たとえば、調味料の入った煮汁で煮ると、塩分は食材の中まで染み込みますが、最後に調味料をからめたり、魚の塩焼きのように表面に味つけをしたりする調理法だと、塩分量が少なくてすみます。

このように調理法を工夫することで、おいしく塩分量を減らすことができます。

食品の素材の味を活かすこともおすすめです。脂がのった旬の魚や、香りや甘みの強い旬の野菜を利用すると、減塩でもおいしく味わえます。

減塩のコツ4

だし、酸味、スパイス、ハーブをきかせる

塩分以外の味を活かす。低塩分も気にならない

塩分を控えた料理は、特に工夫をしないと、ぼんやりした味になってしまいます。

それを克服するためには、だしのうま味をきかせたり、酸味や辛味などのほかの味を加えたり、香りを加えたりすると効果的です。

だしをきかせると味に深みが出、酢や柑橘類を利用すると、酸味が加わることで、塩分を控えやすくなります。

スパイスやハーブの利用もおすすめです。辛味や香りが加わることで、塩分を控えた料理の物足りなさを解消してくれるからです。

塩分を使わなくても、“おいしい味”はつくれる

だしで深みのある味わいに

右記の食材を煮だしてとる「だし」には、うま味が豊富。たっぷり使えば、調味料はほんの少しでも味わい深い、本格的な料理に仕上がる。塩分が多くなりがちな煮物も、安心して食べられる。

しいたけ　昆布　かつお節　煮干し

昆布だしのとり方

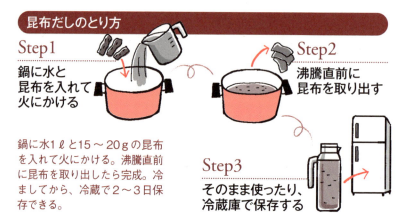

Step1

鍋に水と昆布を入れて火にかける

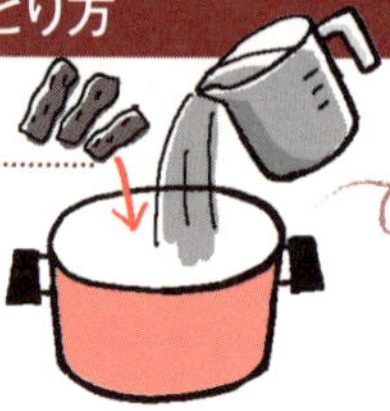

Step2

沸騰直前に昆布を取り出す

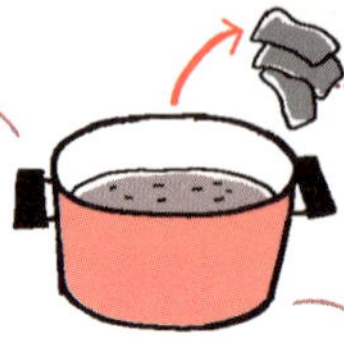

Step3

そのまま使ったり、冷蔵庫で保存する

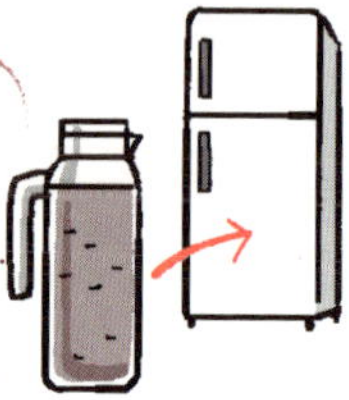

鍋に水1ℓと15～20gの昆布を入れて火にかける。沸騰直前に昆布を取り出したら完成。冷ましてから、冷蔵で2～3日保存できる。

酸味で引き締まった味わいに

酸味を使うと、引き締まったサッパリした味わいが楽しめる。揚げ物や焼き物のときには、下味は薄くしてしぼった柑橘類で食べるのがおすすめ。

- 酢
- レモン
- ゆず
- すだち
- かぼす

スパイスで味にメリハリをつける

独特の味や辛みをもつスパイスを使えば、しっかりした味が堪能できる。これで料理のレパートリーを増やせば、減塩も楽しくなる。

- にんにく
- しょうが
- ごま
- 唐辛子
- マスタード
- こしょう
- 山椒
- ナツメグ
- サフラン

ハーブで香り高い味わいに

ハーブは高い香りが特徴。ほんの少しで、おいしい香りが立ち、独特の味も食欲をそそる。種類が豊富なので、さまざまな料理に使って減塩に役立てる。

- しそ
- パセリ
- みょうが
- バジル
- レモングラス
- クレソン
- 香菜（コリアンダー）
- よもぎ
- オレガノ

メリハリのある献立で満足すること

どの料理も塩分を減らしてしまうと、〝おいしい食事だった〟という満足感が得られません。どれか一品は普通の味つけにしておき、ほかの料理と塩分量を減らした料理のメリハリをつけると、満足感が高くなります。

減塩食を長く続けていくためには、満足感を得られることがとても重要です。

アドバイス

減塩料理でも食べすぎてはダメ！

塩分濃度が抑えられた減塩料理でも、たくさん食べれば、塩分摂取量は多くなってしまいます。塩分制限を成功させるためには、食べる量にも注意する必要があります。

たんぱく質制限のコツ1

食品のたんぱく質量をチェックする

たんぱく質量がわかれば、調節しやすい

	食品（1食当たりの量）	たんぱく質量
穀類	白米（茶碗1杯・180g）	4.5g
穀類	食パン（6枚切り1枚・60g）	5.6g
穀類	ゆでそば（180g）	8.6g
穀類	ゆでうどん（1玉・250g）	6.5g
穀類	スパゲッティ（乾麺150g）	18.3g
卵・乳製品	鶏卵（1個・50g）	6.2g
卵・乳製品	牛乳（コップ1杯・180g）	5.9g
卵・乳製品	プロセスチーズ（1枚・17g）	3.9g
卵・乳製品	無糖ヨーグルト（1カップ・80g）	2.9g
大豆製品	木綿豆腐（1/3丁・100g）	6.6g
大豆製品	絹ごし豆腐（1/3丁・100g）	4.9g
大豆製品	納豆（1パック・50g）	8.3g
大豆製品	豆乳（コップ1杯・180g）	6.5g

point 1

豆腐は絹ごしを選ぶ

絹ごし豆腐は、木綿豆腐より低たんぱく質。味や口当たりに違いはあるが、どちらも同じ「豆腐」。ほかの食材をしっかり食べるためにも、絹ごしを選ぶ。

「たんぱく質量」といわれてもなかなかイメージしにくいもの。普段からよく食べる食品のたんぱく質量を、ざっくりと把握しよう。

たんぱく質から生まれる老廃物が負担に

たんぱく質は体を構成する重要な栄養素です。しかし、たんぱく質が消化されて吸収され、体の中で利用されるときに、さまざまな老廃物が生まれてしまいます。

腎臓は、血液中に入った老廃物を取り除き、尿として排出する役割を担っています。摂取するたんぱく質の量が増えるほど、腎臓の負担は大きくなります。

そこで、慢性腎臓病の初期は働きが低下していなくても、たんぱく質をとりすぎないように注意します。

腎臓の働きが低下してきた場合には、摂取するたんぱく質の量を制限する必要があります。具体的には、ステージ3a

●文部科学省「食品成分データベース」より計算

	食品（1食当たりの量）		たんぱく質量
魚介類	まあじ（50g）		9.9g
	くろまぐろ・赤身（50g）		13.2g
	さけ（50g）		11.3g
	サーモン（50g）		10.1g
	まさば（50g）		10.3g
	たら（50g）		8.8g
	あさり（50g）		3.0g
肉類	牛肉（脂身つき／各100g）	サーロイン	11.7g
		ひれ	19.1g
		もも	19.2g
	豚肉（脂身つき／各100g）	バラ	14.4g
		肩ロース	17.1g
		もも	20.5g
	鶏肉（皮つき／各100g）	もも	17.3g
		胸	19.5g
		ささ身	24.6g

point 2

魚は赤身より白身を選ぶ

魚介類は、白身魚や貝類、甲殻類がおすすめ。ただし、青背の魚はＥＰＡ、ＤＨＡが多い。少し量を減らしても食べるメリットがある。

point 3

肉は、適度に脂質を含む部位を選ぶ

肉の脂質はとりすぎると動脈硬化を進める。適量を上手く使えば、低たんぱく質も満足できる。

から始め、病気の状況や体調により調節します。

　このたんぱく質量の制限は、自己判断では行わないようにしましょう。必ず、医師の指示に従ってください。制限をすればするほど良いというものではありません。

何に多く、何に少ないかを知ることから始める

　たんぱく質制限を行うときには、どのような食品にたんぱく質が多く、どのような食品に少ないのかを知ることから始めます。

　ただ、あらゆる食品のたんぱく質量を覚えようとすると、とても難しく嫌気がさしてしまいます。まずは、上の表を参考に、よく食べる食品だけ覚えておくようにしましょう。

たんぱく質制限のコツ2

肉・魚・卵のたんぱく質をとる

量は減らしても、たんぱく質の〝質〟は維持する

たんぱく質は体にとって欠かすことのできない物質。たんぱく質制限をするときでも、体が必要とする栄養は確保しなければいけません。そこで考えたいのが、たんぱく質の〝質〟を示す「アミノ酸スコア」です。

たんぱく質は何種類ものアミノ酸が結合してできていますが、必須アミノ酸（体で合成できないため食べ物からとる必要があるアミノ酸）を多く含んでいるほど、アミノ酸スコアは高くなります。

たんぱく質制限をするときは、できるだけアミノ酸スコアの高い食品でたんぱく質をとるようにします。また、特定の

肉・魚・卵のたんぱく質は“良質”

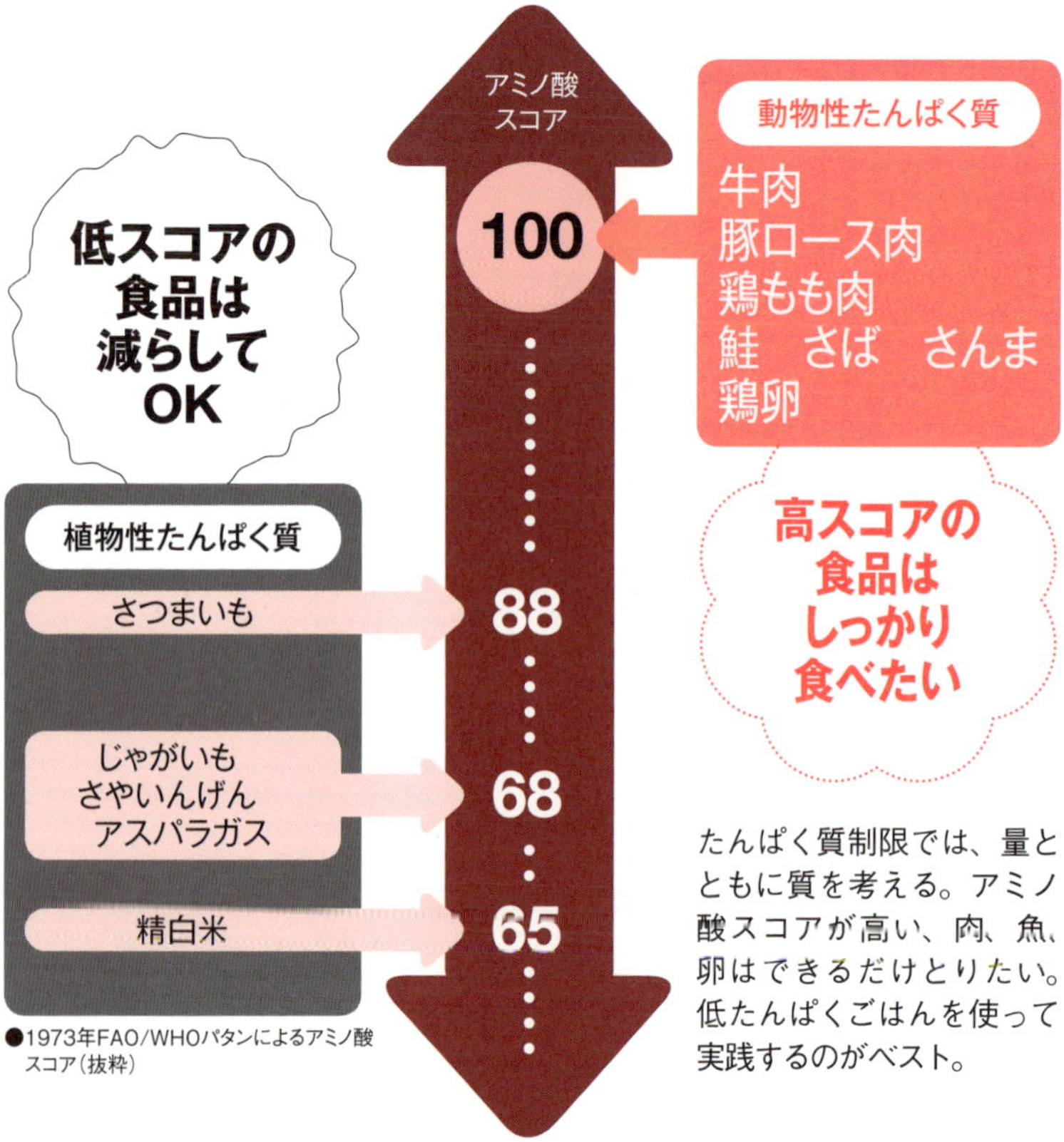

●1973年FAO/WHOパタンによるアミノ酸スコア（抜粋）

たんぱく質制限では、量とともに質を考える。アミノ酸スコアが高い、肉、魚、卵はできるだけとりたい。低たんぱくごはんを使って実践するのがベスト。

「低たんぱくごはん」「でんぷん製品」を使う

方法1 たんぱく質調整食品を使う

●ごはん　●うどん
●小麦粉　●パン　●そば

慢性腎臓病の治療を目的に、たんぱく質量を減らしてつくられた食品。これを主食にすれば、おかずのたんぱく質量がかなり増える。普通の食品よりも価格は高め。

ごはんなら

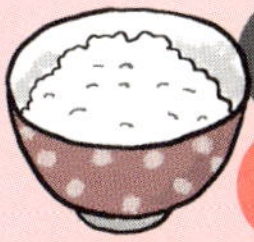

1杯
180g

	たんぱく質量	エネルギー量
普通のごはん	4.5g	302kcal
低たんぱくごはん	0.18g	306kcal

エネルギーはほぼ変わらず、
たんぱく質量を4.32g抑えることができる。
3食で考えると、約13gにもなる。

●たんぱく質1/25調整ごはんの場合。
商品によってたんぱく質量・エネルギー量は異なる。

方法2 でんぷん製品を使う

●でんぷん餅　●でんぷんめん
●春雨　●片栗粉
●タピオカ　●くずきり

でんぷん製品は、エネルギーを保ちつつ、たんぱく質を抑えることができる。くずきりやタピオカなら、デザートも楽しめる。

方法3 普通のごはんを減らし、調理を工夫する

たんぱく質調整食品を使うのが難しければ、普通のごはんを⅓～半量に減らし、ひと工夫する。春雨を入れたり、ピラフのように油と具材を合わせてボリュームを出す。

食品ばかりに偏らず、いろいろな食品を組み合わせることも、必須アミノ酸をまんべんなくとるのに役立ちます。

質と量のバランスをとるには、主食でたんぱく質を減らす

限られたたんぱく質量の中で、肉や魚などアミノ酸スコアの高い食品をなるべく多く食べるには、アミノ酸スコアの低い主食からとるたんぱく質を減らすのが合理的です。そのために、すすめられるのがたんぱく質調整食品です。

低たんぱく質のごはんやパンを利用すると、そこで減らした分だけ、肉や魚、卵、大豆製品からとるたんぱく質を増やすことができます。つまり、おかずをしっかり食べることができるのです。

そのほかに、春雨や片栗粉など、でんぷん製品を利用するのも、主食のたんぱく質を減らすのに役立ちます。

たんぱく質制限のコツ③

おかずに揚げ物、炒め物をとり入れる

ただ食べる量を減らすと、エネルギー量が減ってしまう

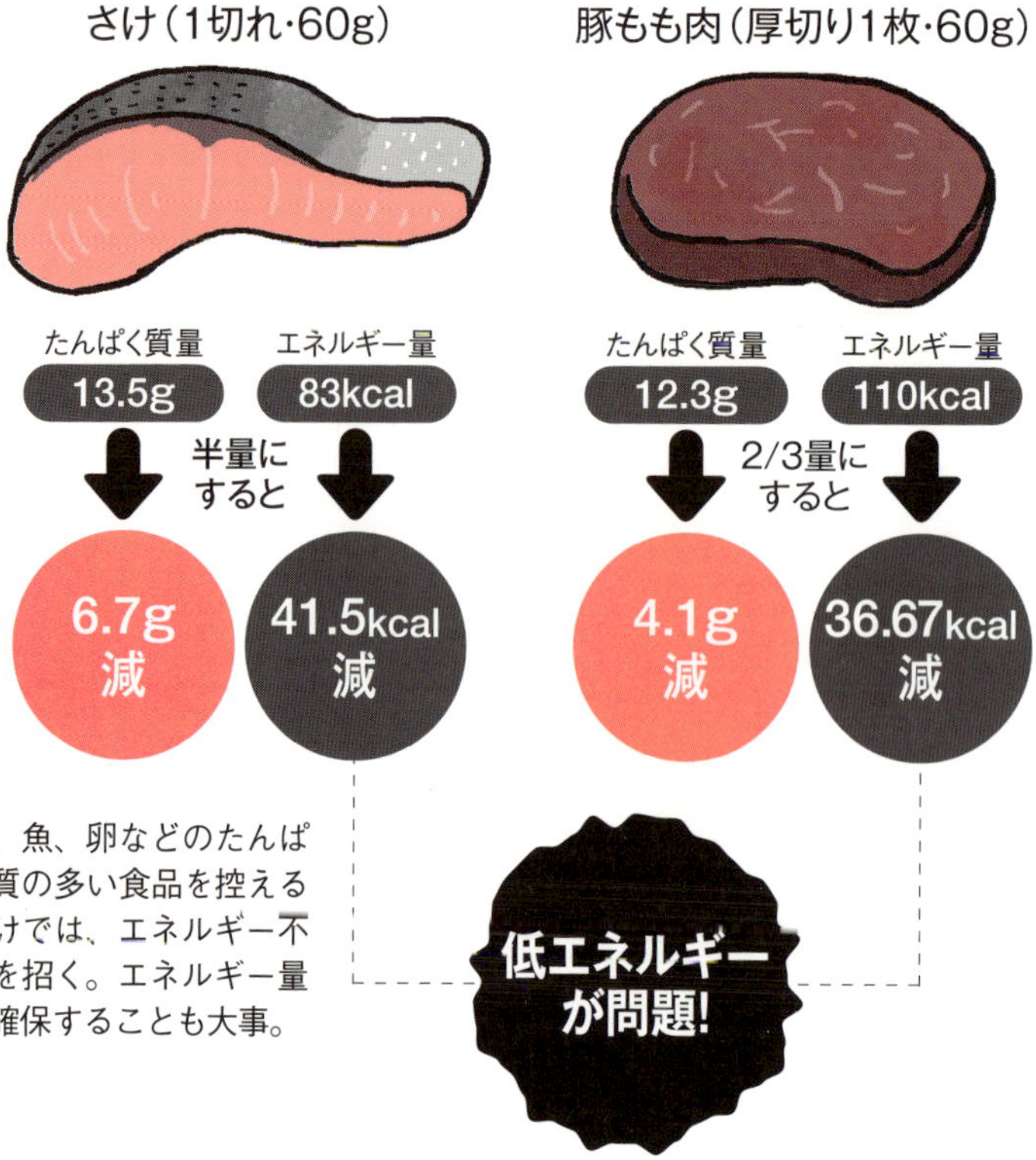
さけ（1切れ･60g）
たんぱく質量
13.5g
エネルギー量
83kcal
半量にすると
6.7g減
41.5kcal減
豚もも肉（厚切り1枚･60g）
たんぱく質量
12.3g
エネルギー量
110kcal
2/3量にすると
4.1g減
36.67kcal減
低エネルギーが問題!

肉、魚、卵などのたんぱく質の多い食品を控えるだけでは、エネルギー不足を招く。エネルギー量を確保することも大事。

減らした分のエネルギーはしっかり補う

たんぱく質制限では、肉、魚、卵、乳製品、大豆製品など、たんぱく質を豊富に含む食品を制限する必要があります。

ただ、たんぱく質の豊富な食品は、重要なエネルギー源です。これらの食品を単純に減らしてしまうだけでは、エネルギー不足を招いてしまうことがあります。

エネルギーが不足すると、体を構成しているたんぱく質が分解され、エネルギーを補います。このときに老廃物が出るため、腎臓に負担をかけてしまうのです。

主食を低たんぱく製品に変えてもエネルギーが不足する場合には、左上のようにエネルギーを補う工夫が必要です。

たんぱく質を減らしつつ、エネルギーをとる工夫が大事

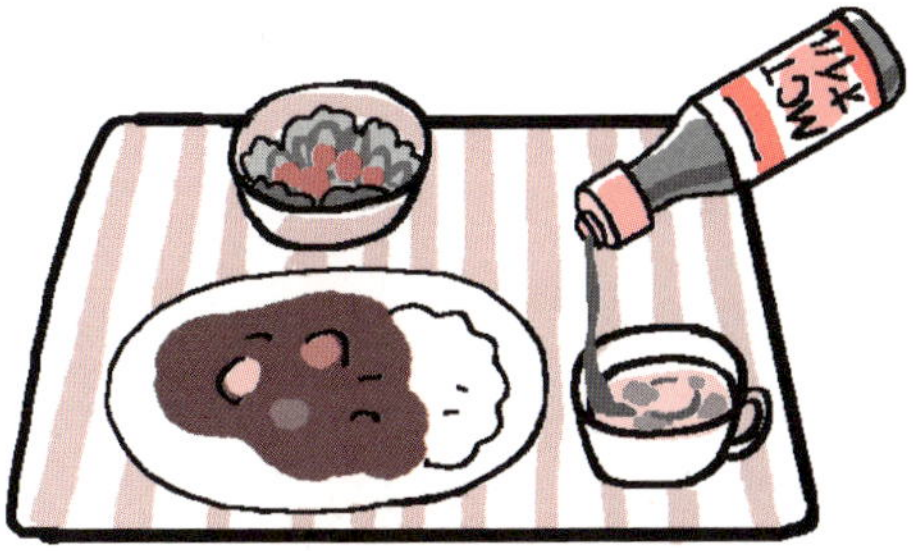

でんぷん製品を使った副菜を増やす

肉・魚・卵を減らした分、春雨やくずきりを使った副菜を増やす。たんぱく質量を抑え、エネルギーを増やすことができる。

中鎖《ちゅうさ》脂肪酸油を活用する

中鎖脂肪酸油（MCT油）は、普通の油よりも速く分解されエネルギーになりやすい。料理に混ぜたり、かけたり、調味料に使ったりする。

揚げ物・炒め物のおかずをとり入れる

油はたんぱく質を含まない。たとえば、減らしたごはんやそばに野菜のかき揚げをのせれば、満足の1品になる。

砂糖や粉あめを使う

砂糖はたんぱく質ゼロのエネルギー源だが、使いすぎには注意。でんぷんからつくった甘味料の「粉あめ」なら、甘みを抑えてエネルギーをとることができる。デザートや飲み物に加えよう。

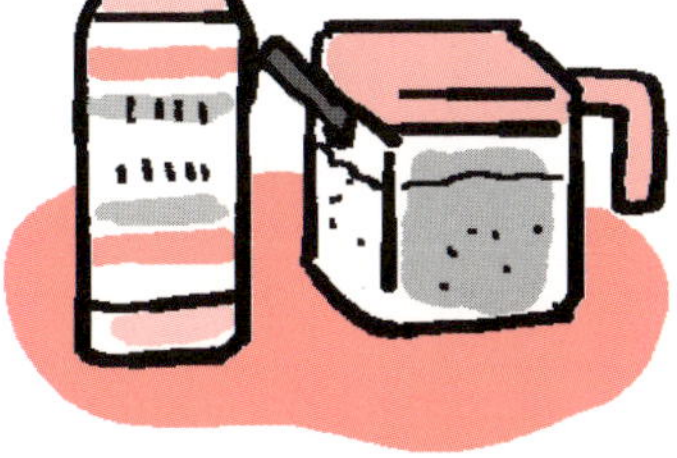

たんぱく質制限のコツ4

おやつ、デザートでエネルギー量を増やす

おやつでエネルギー不足を防ぐ

エネルギーの不足を補うために、おやつやデザートをとるのもおすすめです。理想的なのは、塩分もたんぱく質も少ないものです。卵や乳製品が使われているケーキなどには、かなりの量のたんぱく質が含まれています。たんぱく質が少なく、エネルギーの補充に役立つのは、でんぷんが主成分のくずもちや、糖質がとれる缶詰の果物、ゼリーなどです。

おやつやデザートでたんぱく質をとってしまうと、朝食、昼食、夕食でとれるたんぱく質量が減ってしまいます。たんぱく質の少ない食品を選ぶようにしましょう。

食べたいおやつの栄養バランスを見てみよう

調理法の工夫以外に、おやつやデザートでエネルギーをとるのも、おすすめ。
ただし、どんなおやつでもいいわけではない。
まずは、ふだんよく口にするおやつの塩分、たんぱく質量を知ろう。

		たんぱく質量	塩分量	エネルギー量
洋菓子	ショートケーキ（1個80g）	5.7g	0.2g	262kcal
	ベイクドチーズケーキ（1個80g）	6.8g	0.4g	254kcal
	カスタードプリン（1個100g）	5.5g	0.2g	126kcal
	オレンジゼリー（1個100g）	2.1g	0g	89kcal
	コーヒーゼリー（1個100g）	1.6g	0g	48kcal
和菓子	くりまんじゅう（1個100g）	6.0g	0.1g	309kcal
	くずまんじゅう（1個100g）	3.1g	0.1g	220kcal
	大福もち（1個100g）	4.8g	0.1g	235kcal
	くずもち（1個100g）	0.1g	0g	91kcal
その他	ポテトチップス（1袋60g）	2.8g	0.6g	332kcal
	ミルクチョコレート（1枚55g）	3.8g	0.1g	307kcal
	あめ（20g）	0g	0g	78kcal

●文部科学省「食品成分データベース」より計算

低たんぱく質・低塩分のおやつはさまざまある

選ぶおやつは、できるだけエネルギー量が多く、低たんぱく質、低塩分のものにする。
それ以外を食べたいときは、1日の食事でとる栄養と併せて考える。

おすすめ 1
くずもち・寒天・ところ天

くずや寒天を使ったおやつは低たんぱく質・低塩分。同じ和菓子でも、小麦粉や米粉を使った「まんじゅう」「もち」は、たんぱく質量が多い。

おすすめ 2
あめ・ゼリー・炭酸飲料水

あめや炭酸飲料水は、塩分・たんぱく質をほぼ含まない。ゼリーもたんぱく質は少なめ。食後のデザートや小腹がすいたときに利用しよう。ただし、中性脂肪値、血糖値が高い人は注意。

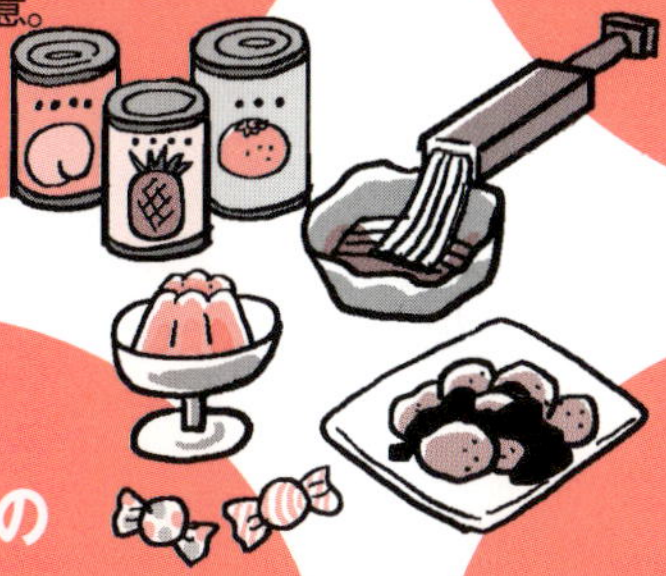

おすすめ 3
果物の缶詰 みかん・もも・パイナップル　など

果物は塩分がなく、たんぱく質も少なめ。ただ、カリウム量が多くなりやすいので、生よりは缶詰を食べる。カリウムが溶け出したシロップは飲まない。

おすすめ 4
手づくりのおやつ

14ページで紹介する手づくりおやつなら、簡単につくれてエネルギーだけを増やせる。おやつでのエネルギーアップが実践できれば、たんぱく質制限は楽になる。一度つくってみよう。

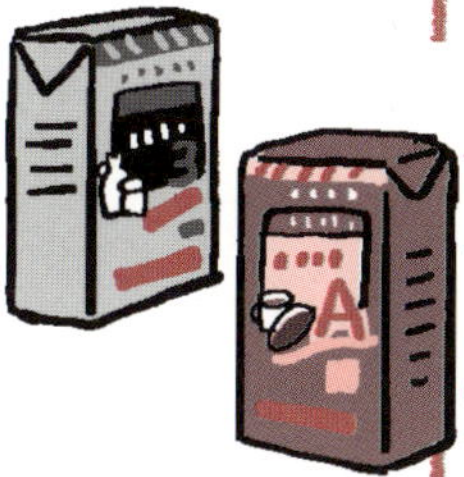

濃厚流動食品もエネルギー不足の強い味方

たんぱく質、カリウム、リンを抑え、不足するエネルギーを補うための食品も市販されています(濃厚流動食品)。水溶性ビタミン、鉄、食物繊維も補給できるので、こうした食品をおやつにするのもおすすめです。他にも、たんぱく質調整のおやつが市販されています。

カリウム制限のコツ

色の濃い野菜、いも類は控えめにする

まずは、カリウムの多い食品をとりすぎない

野菜

●ほうれん草、小松菜などの青菜類
●かぼちゃ　●ブロッコリー
●れんこん　●いも類

1日のカリウム摂取量は2000～1500㎎以下が目標。ほうれん草100ｇのカリウム量は690㎎。さといもは640㎎。これらの野菜を好んで食べる人は、まずそれを改める。

果物

●バナナ　●メロン
●キウイフルーツ
●ドライフルーツ

ほかの果物に比べると、カリウム量が多い。果物を食べるなら、みかん・もも・パイナップルの缶詰がおすすめ（67ページ参照）。

たんぱく質の多い食品

魚、肉、大豆製品
（納豆、きなこ、みそ）

これらの食品はたんぱく質だけでなく、カリウムも多い。たんぱく質制限で適量に減っていれば問題ないが、そうでなければ、減らす。

その他

●種実　●抹茶
●チョコレート　●ココア
●インスタントコーヒー

習慣になっているコーヒーや、何気なく食べているピーナッツ、チョコレートが高カリウムの原因の場合も。よく口にする人は、控えめに。

カリウムの排出も悪くなる

食事で摂取した余分なカリウムは、腎臓から尿として体の外に出ていきます。ところが、腎臓の働きが低下すると、十分に排出できなくなり、血液中のカリウム量（正確には濃度）が増えてしまうことがあります。この状態を「高カリウム血症」といいます。

高カリウム血症を放っておくと、手足のしびれが引き起こされるほか、不整脈による突然死の危険性もあります。

血液中のカリウム値が高い場合には、食事でとるカリウム量を制限します。どのくらい制限するかは、血液検査でわか

野菜は、調理のひと工夫でカリウムダウンできる

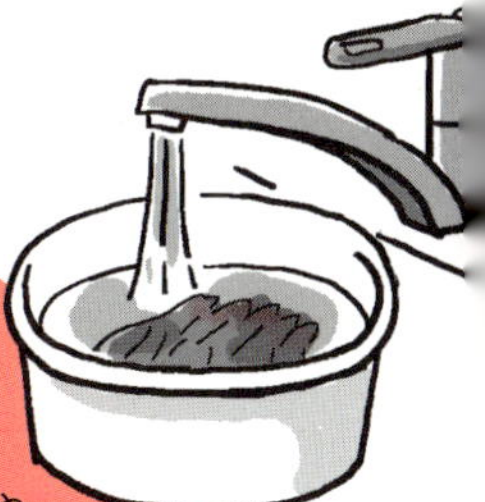

工夫 1 水にさらす

カリウムは水に溶けやすいので、千切りなどにして水にさらせば、カリウムを減らせる。調理前の約10％ダウンになる。

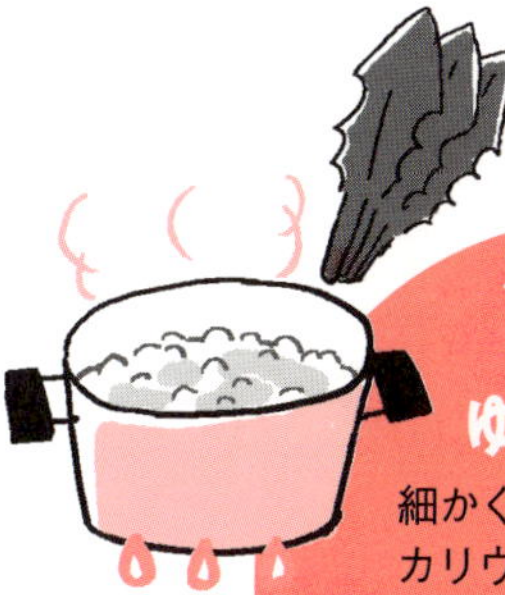

工夫 2 ゆでこぼす

細かく切ってゆでても、カリウム量は減る。ゆで汁には、溶け出したカリウムが含まれているので、使わない。

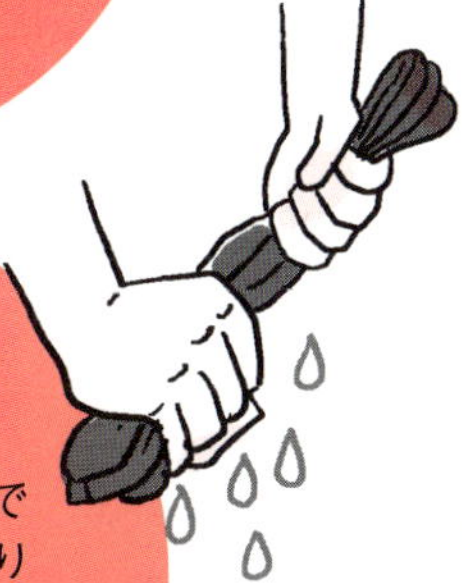

工夫 3 しぼる

水にさらしたり、ゆでたりした後に、しっかりしぼるのもポイント。カリウムを含んだ水分をよくきることで確実に摂取量を減らす。

定期的な受診で高カリウム血症を見逃さない

高カリウム血症かどうかは、血液検査の結果を見ないとわかりません。何も症状がなくても、高くなっていることがあります。見逃さないためには、定期的に検査を受けましょう。

る「血清カリウム値」から決められます。

高カリウムの原因を見つける

カリウム制限を行うときは、これまでの食事で何からカリウムを多くとっていたのかを調べてみます。それによって、何を減らせばいいのかが明らかになります。また、カリウムは水溶性なので、材料となる食品を水にさらしたり、ゆでたりすることで、含有量を減らすことができます。

高カリウム血症になりやすい薬もあります。腎臓の働きが低下しているときに、血圧を下げる薬で、ARB（アンジオテンシンⅡ受容体拮抗《きっこう》薬）、ACE（アンジオテンシン変換酵素）阻害薬といわれるものです。ある種の利尿薬、あるいは痛み止めの薬でも、高カリウム血症になることがあります。

リン制限のコツ

たんぱく質の制限を確実に実践する

たんぱく質1g当たりのリンが少ない食品がおすすめ

リンは、たんぱく質が豊富な食品に多く含まれる。
下の表では、たんぱく質1g当たりのリンの
おおよその量を示した。
たんぱく質制限で食品を選ぶときには、
リンの含有量もチェックしてみるとよい。

リン/たんぱく質比（mg/g）

10	15	25
まぐろ（赤身）	そば	ヨーグルト（無糖）
かつお	木綿豆腐	牛乳
鮭	ロースハム	プロセスチーズ
納豆	ヨーグルト（加糖）	
油揚げ		
全卵		
白米		
豆乳		

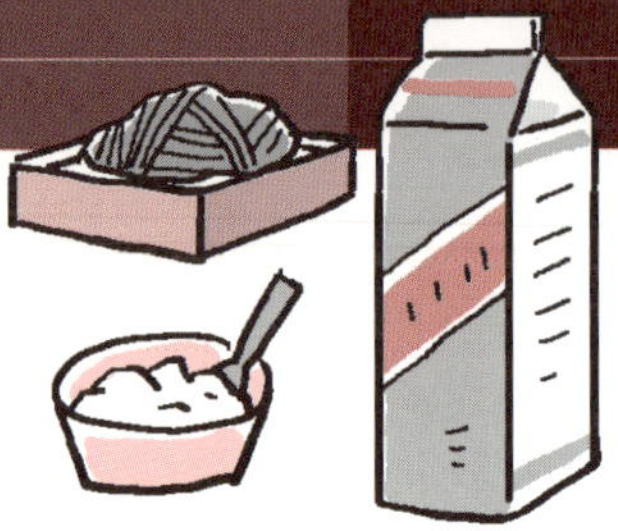

●日本腎臓学会編『慢性腎臓病に対する食事療法基準2014年版』より作成

体内のリンとカルシウムのバランスも乱れる

腎臓の働きが低下すると、体内にリンが増えてしまいます。「高リン血症（血液中のリン濃度が高い状態）」になると、副甲状腺からのホルモン分泌が増え、骨のカルシウムが減ってしまいます。また、腎臓の働きの低下でビタミンDの活性化がうまくいかず、カルシウムの吸収が低下します。

こうしたことが原因となり、骨が弱くなりやすくなります。さらに、高リン血症は、腎臓の働きを低下させる危険因子であり、心血管疾患や死亡率を高める危険因子でもあることが知られています。

高リン血症を防ぐためにも、食事で摂

こうして比べてみよう

たとえば鶏もも肉なら、右表ではたんぱく質1gに対し、リンは10mg以下。一方の納豆は、10mg以上ある。たんぱく質量には大差がないので、どちらかを選ぶなら、鶏もも肉がよい。

選ぶならこちら!

	鶏もも肉（50g・皮つき）	納豆（1パック・50g）
リン	55mg	95mg
たんぱく質	8.7g	8.3g

5	
卵白	鶏もも肉
鶏ひき肉	鶏むね肉
	鶏ささ身肉
	牛もも肉
	牛肩ロース肉
	豚ロース肉
	豚もも肉

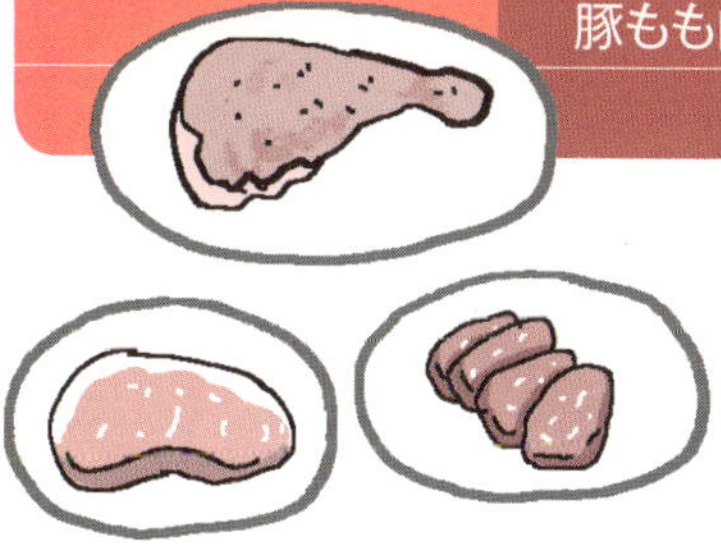

外食を減らすだけでも、リンは制限できる

ファストフード　加工食品
インスタント食品　清涼飲料水

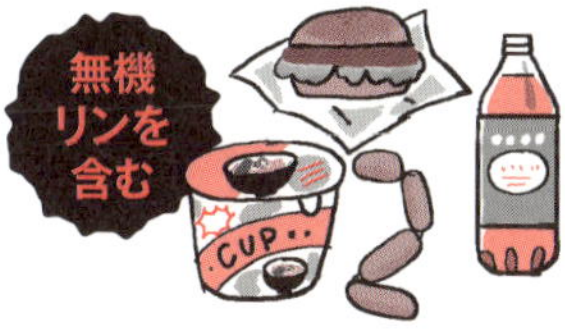

これらの食品は、食品添加物として「無機リン」が多く含まれる。リンの値が急に上がった人には、「ファストフードやインスタント食品を食べすぎた」という人も。とりすぎに注意。

取するリンの量を制限することが必要です。

低たんぱく質の食事でリンの量も減っている

リンを多く含む食品は、一般的にたんぱく質も多く含んでいます。そのため、たんぱく質制限をきちんと行っていれば、ほとんどの場合、リン制限もうまくいっています。

ただし、リンはカルシウムの多い食品にも多く含まれているため、カルシウム不足には気をつける必要があります。

腎臓の働きが低下している人は、骨粗《こつそ》鬆症《しょうしょう》の治療で使われる活性型ビタミンD製剤を服用することで、高リン血症になる場合もあります。薬が原因の場合には、使い方を見直すことでリンの値を改善することができます。リンを吸着して体外に出す薬もあります。

外食・コンビニ食のコツ1

栄養成分表示を見てメニューを決める

注目したいポイントは、2つある

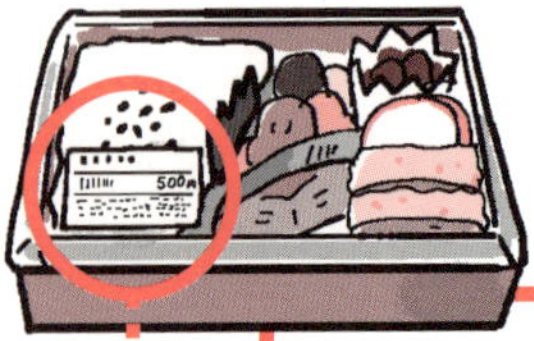

食品のパッケージやメニューに記載してある
栄養成分表示を見れば、食べる量を調整しやすい。
栄養成分を読み間違えないためのポイントを覚えておく。

1食当たりの栄養成分	
熱量（エネルギー）	596kcal
たんぱく質	18.0g
脂質	15.8g
炭水化物	95.3g
ナトリウム（Na）	1.7g

チェックポイント1

「1食当たり」「1個当たり」「100g当たり」など、基準が異なる。自分が食べる量が表示量を超えていれば、その分を計算すること。

チェックポイント2

食品に含まれる塩分が、「ナトリウム（Na）」で記されている場合は、右の式に当てはめて計算する。「塩分相当量」の記載があるときは、それを塩分量と考える。

塩分相当量（g）=ナトリウム量（mg）×2.54÷1000

上の例では、
1700mg×2.54÷1000=4.3g
という計算になる。

栄養成分表示を見れば塩分、たんぱく質の量は一目瞭然

自宅で調理すれば、塩分やたんぱく質を制限した料理をつくることができます。しかし、外食するときや、コンビニで食べ物を購入するときには、そうはいきません。一般的な味つけや量でつくられた食事で、塩分制限やたんぱく質制限をしなくてはなりません。

ただ、最近はメニューに栄養成分表示のある外食店が増え、コンビニの調理済み食品にも栄養成分が表示されています。なるべく塩分やたんぱく質が少ないものを選び、外食やコンビニ食でも、腎臓に負担をかけない食事をとることを心がけましょう。

安心して食事を楽しめる

栄養成分表示でたんぱく質量、エネルギー量が確認できれば、
何が安心か、何を残せばいいかがわかってくる。

1 自分の摂取量に合ったメニューを選ぶ

栄養成分表示をチェックしたら、自分の摂取量に合ったメニューを選ぶ。量を気にせず食べられ、食事に集中でき、満足感も得られる。

2 どうしても食べたいときは量を調整する

“どうしてもこれが食べたい”と思う気持ちは誰にでもある。その気持ちを優先するのも、食事療法を長く続けるコツ。ただし、正しく表示を見て、多すぎる分は残すこと。

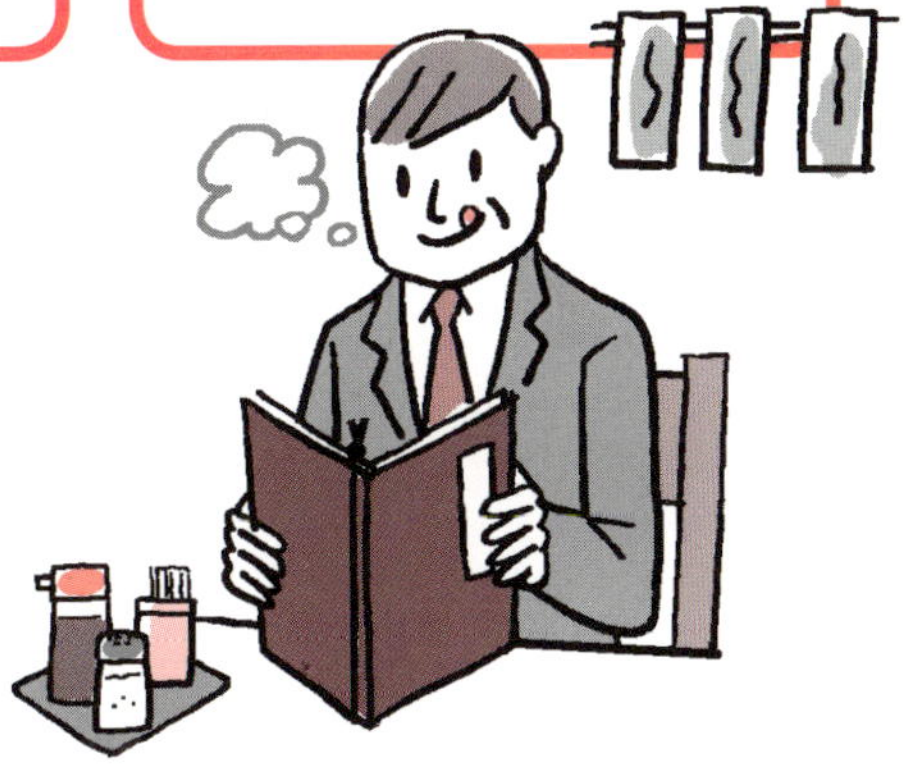

プラスα
低たんぱくごはんを持参して外食する方法もある

低たんぱくごはん（63ページ参照）が購入できる人は、それをもって出かけるのもよい。ごはんを温める場所が確保できれば、コンビニや惣菜店などのおかずをそのまま食べられる。旅行や外食を楽しみたいときに、役立つ。

量がわかれば、増減の調整は簡単

含まれている塩分量やたんぱく質量がわかったら、そこから自分に合った量に調整します。塩分が多いなら、漬け物は食べず、汁物は半分残す、といった方法で減らし、調味料を加えることはやめます。たんぱく質が多ければ肉や魚の量を減らします。上手に残すことで、無理なく制限できます。

アドバイス
表示がある食品、店を選ぶようにしよう

栄養成分表示を参考にすれば、慢性腎臓病の食事療法はかなり正確に行うことができます。食品を選ぶときも、外食店を選ぶときも、表示を確認してみましょう。

外食・コンビニ食のコツ②

定食を注文して自分流にアレンジする

自分で量を考えるなら、「定食」がおすすめ

栄養成分表示がないときは、一汁三菜の「定食」を選ぶようにする。
ほかのメニューに比べれば、たんぱく質や塩分、
エネルギーの調整がしやすく、栄養バランスも整いやすい。

副菜　野菜中心の副菜を選ぶ

カリウム制限がなければ、野菜はたっぷりとりたい。豆腐や大豆、卵を使った副菜よりは、酢の物、ごま和えなどの野菜中心の副菜を選ぶ。

主菜　肉・魚・卵は2/3または、半分に

肉・魚・卵がメインの主菜は避け、できるだけ野菜を使い、揚げたり炒めたりしたメニューを選ぶ。肉や魚は2/3〜半分は残す。

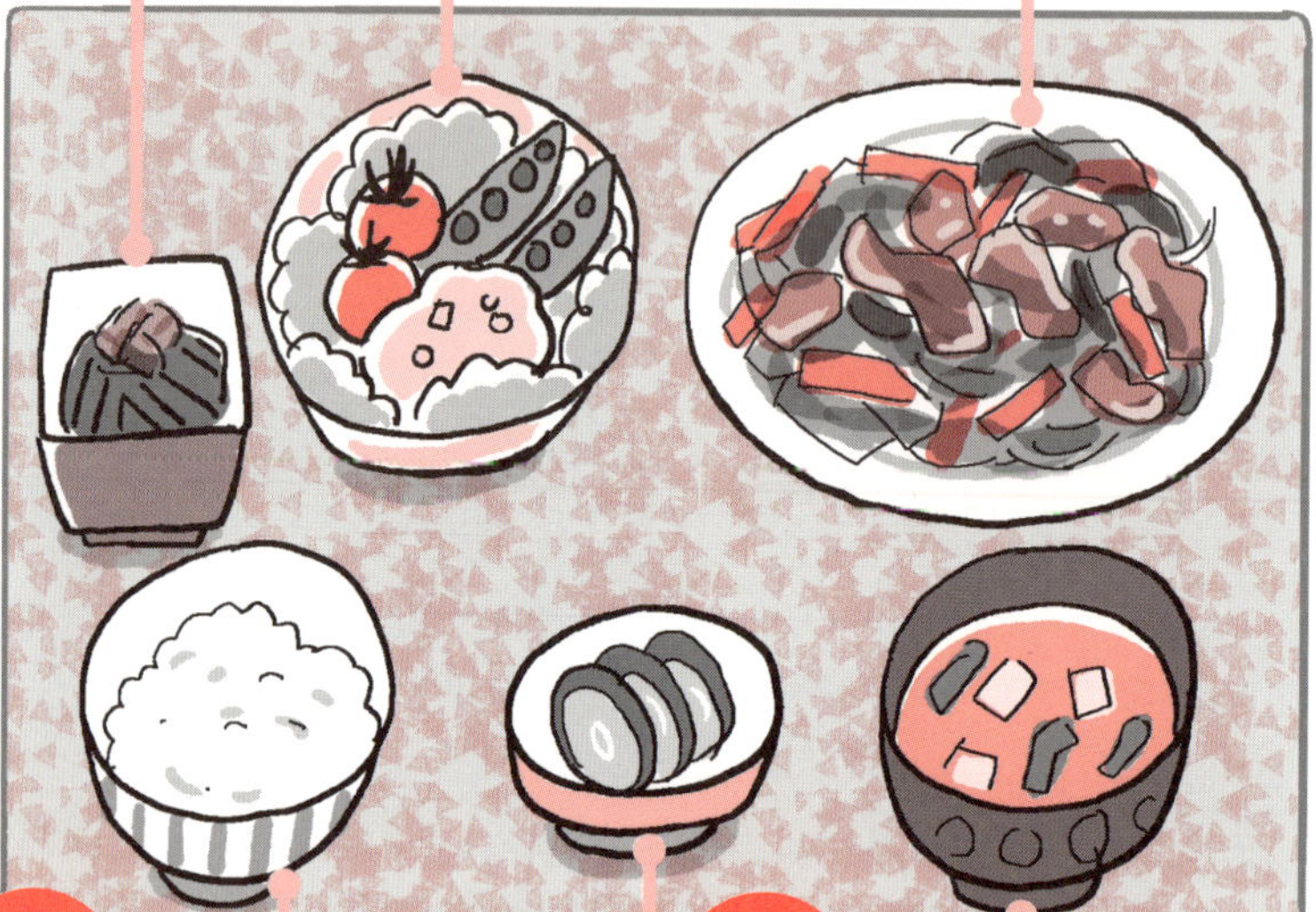

主食　減らさずに食べる

おかずの選び方、量を調整するので、主食は普通に食べてよい。洋食の場合は、パンよりごはんを選ぶ。

汁物　1日1杯までに

汁物は塩分量を高める原因の1つ。基本は食べないように。どうしてもという人は、1日1杯まで。

漬け物　"食べない"を徹底する

高塩分の代表。塩味が強くないものでも、食べない習慣をつけよう。

パン・めん類は、選び方をひと工夫する

パンなら……

おすすめは、野菜メインのサンドイッチ。ボリュームがあるので、1つでも満足できる。肉・魚・卵の入った惣菜パンは、パンも加わってかなり高たんぱく質になる。

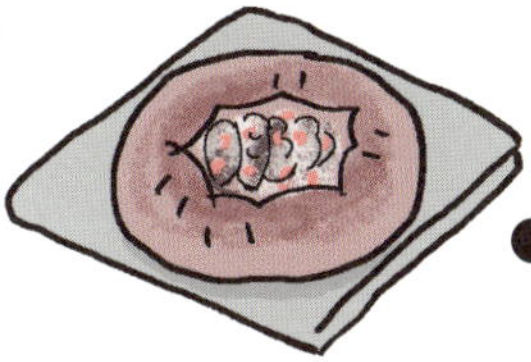

肉・魚・卵が入った惣菜パン

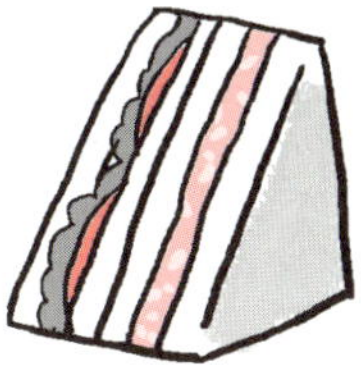

野菜ベースのサンドイッチ

めん類なら……

肉・卵・野菜など、いろいろな食材が少しずつ入ったパスタや焼きうどんは、ほかのめん類よりもバランスがとりやすい。汁がない分、塩分量も少ない。

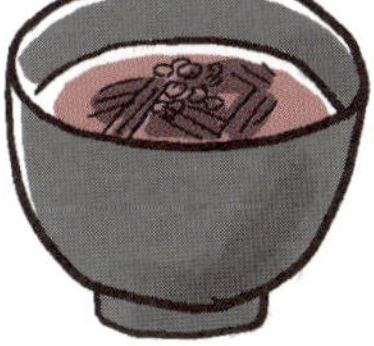

ラーメン・汁そば

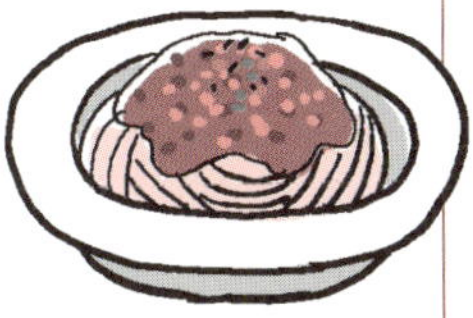

パスタ・焼きうどん

＋

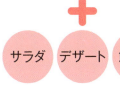

サラダ　デザート　飲み物

パンやめん類で物足りないときやエネルギーが不足するときは、サラダや低たんぱく質のデザート（66ページ参照）をプラスする。

自分の外食の特徴をつかんで、改善していく

栄養成分表示がない店で外食する場合には、自分の食事制限に合わせやすいメニューを選ぶようにします。定食の漬け物とみそ汁は残す、肉や魚は半分にする、調味料はかけないなど。容易に調整することができます。

調整しにくいのは、丼物です。たとえば、ごはんにつゆが染み込んでいると、エネルギーを確保しながら塩分を減らすのが難しくなります。

上手に外食するためには、自分がどんなメニューを選ぶ傾向があるかを知り、改善すべきポイントを見つけます。

できれば管理栄養士の栄養指導を受けるようにしましょう。正しい改善ポイントを把握できます。

長く続けるために

制限ばかりを考えずに、うまく楽しむ

朝昼晩の3食で調整する

1食ごとに厳密にやろうとすると嫌気がさし、続けにくくなる。
1日3食の中で調整できていればOKと気楽に考えよう。

忙しい朝の食事は、トーストに卵料理など、パターン化している人が多い。低たんぱく・低塩分のレシピでパターンができれば、昼食と夕食の内容だけ工夫すればよい。

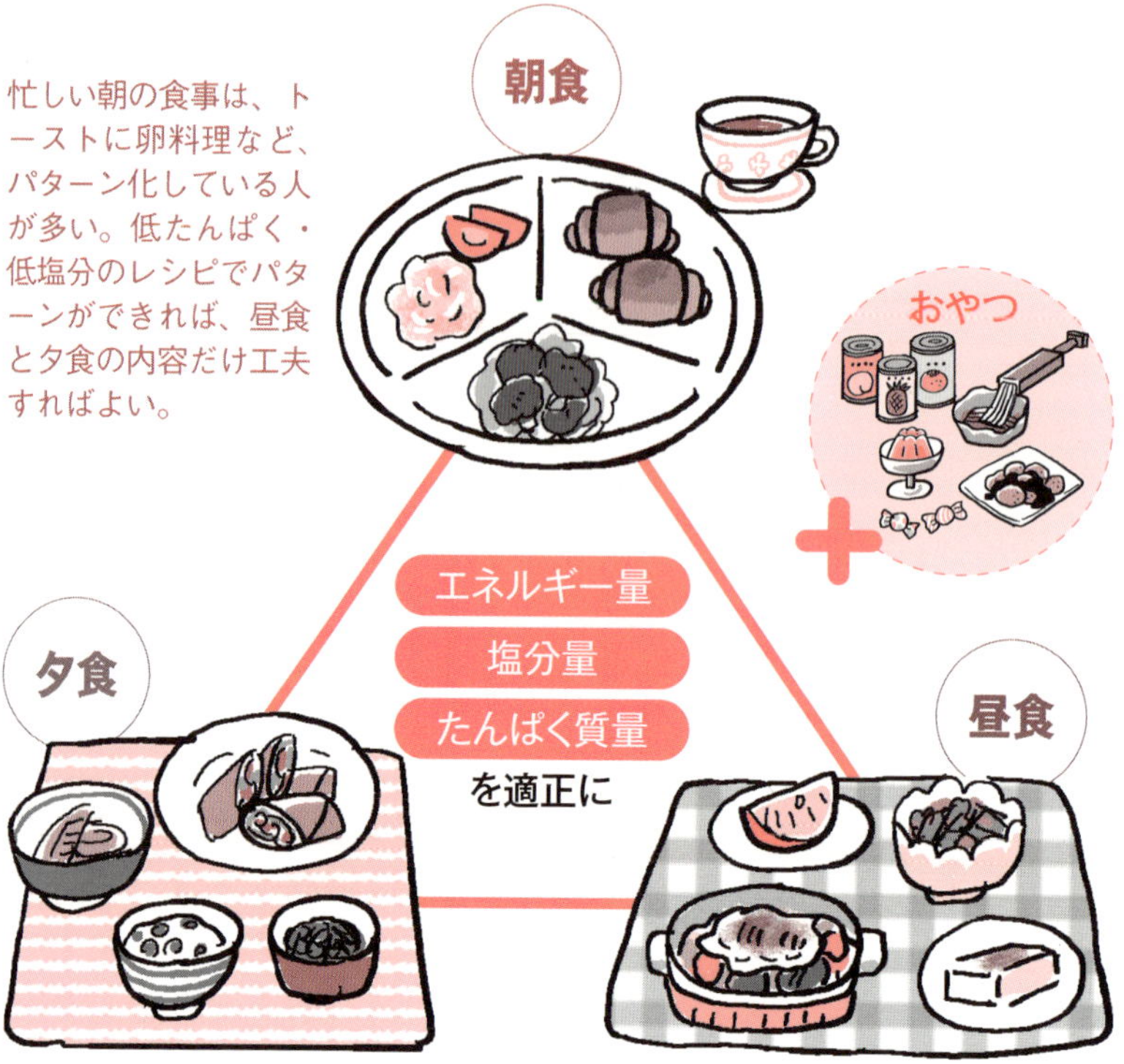
朝食
おやつ
エネルギー量
塩分量
たんぱく質量
を適正に
夕食
昼食

「減らすこと＝良いこと」ではない

　慢性腎臓病の食事療法を行っていると、塩分やたんぱく質を減らすことに夢中になる人がいます。塩分もたんぱく質も、腎臓の働きに見合わないほど多くとれば、腎臓に負担をかけてしまいます。しかし、少ないほど良いものでもありません。

　最も問題なのは、とにかく減らせば良いと考え、エネルギー不足になってしまうケースです。こうなると体を構成しているたんぱく質がエネルギーとして使われてしまい、腎臓に負担をかけます。過剰な制限食は全身の状態に悪影響を及ぼし、腎臓にとってもよくありません。

　また、エネルギー不足に陥ると筋肉量

多く食べたときは、次の食事でコントロール

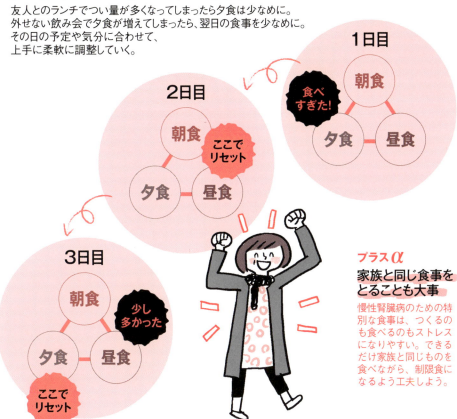

友人とのランチでつい量が多くなってしまったら夕食は少なめに。
外せない飲み会で夕食が増えてしまったら、翌日の食事を少なめに。
その日の予定や気分に合わせて、
上手に柔軟に調整していく。

プラスα

家族と同じ食事をとることも大事

慢性腎臓病のための特別な食事は、つくるのも食べるのもストレスになりやすい。できるだけ家族と同じものを食べながら、制限食になるよう工夫しよう。

が低下します。特に高齢者では気をつける必要があります。筋肉量が低下すると転倒の危険が増大します。そのために要介護状態になってしまう人もいます。また、筋肉量の低下は、全身の炎症・動脈硬化を促進し、命の危険を増大させる場合があることもわかっています。

　こうした理由から、食事療法を行うときには適切な運動を行い、筋肉量や運動能力の低下を予防することが大事です。

たんぱく質も塩分も極端に多くなければＯＫ

　食事療法は、１食毎に制限するのは難しいので、１日で制限すべき範囲に入っていることを目指します。これなら、朝食のたんぱく質を少なめにすれば、夕食で食べられる肉や魚の量が多くなります。

　このようにゆとりをもたせると、食事療法は続けやすくなります。

Column

食事療法で悩んだときは、管理栄養士に相談を

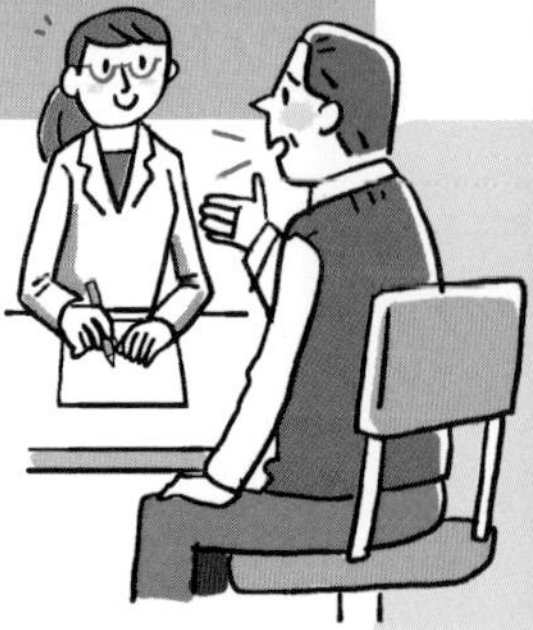

たんぱく質、エネルギー、塩分は、どのくらい制限するの？

腎臓の働きと、ふだんの食事量・運動量などから、その人に合った量を決めていきます。“制限”と聞くとつらいイメージがありますが、意外に平気だったという声をよく聞きますよ。

何から始めればいいの？

まずは、肥満があるかどうかです。肥満の人は、多すぎる食事を見直せば、それだけで栄養バランスがよくなります。肥満のない人は、ふだんの食事の塩分やたんぱく質の量をチェックし、その改善から始めましょう。

外食が多い場合、何ができるの？

できる限り自炊したり、低たんぱく質食品を使うのが理想です。どちらも難しい場合には、栄養成分表示をチェックしたり、めん類・丼物をやめ、定食に変えることから始めましょう。

なぜ数値が改善しないの？

自分ではしっかりできているつもりでも、実は間食が多かったり、高たんぱく質に偏っていることがあります。どんなものを口にしているか、詳しく見てみると問題点がわかってきます。

食事療法が必要であることは理解できても、本当にうまくできるだろうかと不安になる人は多いはず。

そんなときは、管理栄養士による栄養指導を受けるとよいでしょう。栄養指導は、慢性腎臓病における重要な治療の1つです。

今までの食事をどのように変えていけばいいのか、1人1人の検査データや生活スタイルに合わせた栄養指導を受けることができます。

管理栄養士による栄養指導は、医師の指示があって行われます。希望する場合には、まず担当の医師に相談してみましょう。

Point

ふだんの食事内容と聞きたいことをメモしておく

管理栄養士に相談して不安や心配がなくなれば、食事療法はさらに続けやすくなります。ふだんの食事内容や気になることをメモする習慣をつけ、栄養指導のときにしっかり確認しましょう。

Part 3

腎臓を元気に保つ

負担をかけない生活習慣

目指すライフスタイル

頑張りすぎず、休みすぎない

病状に合った生活を心がける

目指すのは

これまで通りで無理をしない

基本的には、生活の制限はない。“病気だから”と落ち込まず、過度に疲れない程度に活発な生活を送る。

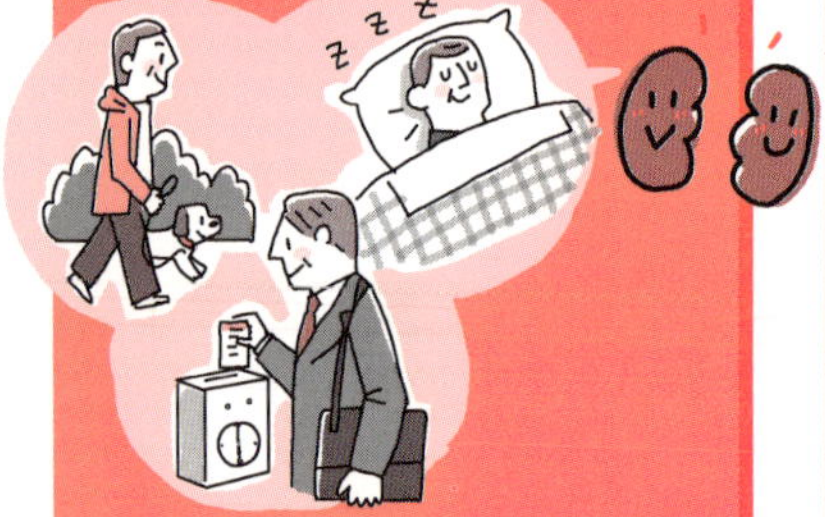

注意1

働きすぎない、動きすぎない

過労で体に負担がかかるのは、腎臓にとってもよくない。今ある腎臓の働きを維持するには、十分な睡眠と休養を大事にする。

注意2

安静にしない

特に生活習慣病がある場合には、活動を制限することで、慢性腎臓病も生活習慣病も悪化することがある。適度に体を動かす習慣をつける。1日30分以上の有酸素運動（早足歩きなど）を心がける。

大きな負担がかからなければ、これまで通りでよい

これまで、慢性腎臓病の患者さんは安静にしたほうがよい、と考えられていました。しかし最近になって、それが見直されています。無理のない範囲の運動であれば、腎臓の働きに悪影響を及ぼすことはない、ということがわかってきたのです。

それどころか、運動することは生活習慣病の改善に役立つため、腎臓にもよい影響があることがわかってきました。

また、慢性腎臓病で肥満している人は、肥満でない人に比べて、末期腎不全に至るリスクが高いことも明らかになっています。

仕事も家事も、無理のない範囲なら、

高齢者は……

- 病気を気にして落ち込みすぎない
- 体を動かして筋力の低下を防ぐ
- 疲れているとき、体調が悪いときはゆっくりする

筋力の低下は、転倒を招いたり、心血管疾患につながることもある。できるだけ外を歩いたり、筋トレをしたりして、活動的に過ごす。

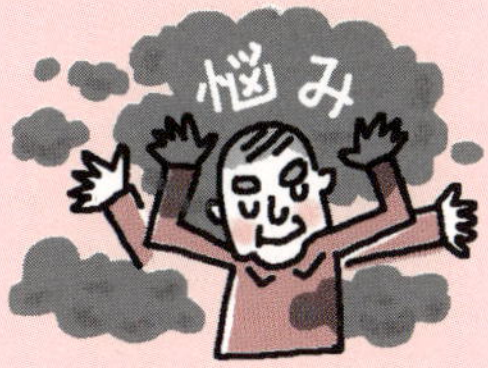

仕事と家事は……

- これまで通り普通に行ってよい
- 疲れたら休憩する

仕事と家事は普通に行ってよいが、しっかりと睡眠と休養をとるようにする。疲れを感じたときは無理に続けず、休憩する。

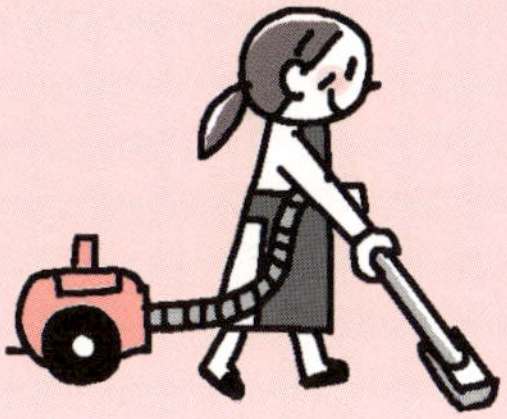

これまで通りで問題はありません。ただし、過労を避けるために、休養や睡眠をしっかりとることは必要です。

担当医と相談して、生活を変えていく

どの程度の活動なら行っていいのかについては、担当医に相談してください。血圧、尿たんぱく、腎臓の働きなどを考慮して、1人1人に合った運動量を決めていくことになります。

アドバイス

遠出や旅行は、十分に準備して行く

過労を避けるため、無理のないスケジュールを立てるようにします。外食が多くなります。塩分のとりすぎに注意し、どのような食事にたんぱく質が多いか知っておきましょう。

たばこ

必ず禁煙！ 進行を予防する

禁煙のスタートは、ニコチン依存度のチェックから

まずは、ニコチン依存の程度をチェックすることから始める。
ただし、ニコチン依存の最終診断は医師が行う。

Q 朝目覚めてから、何分くらいで最初のたばこを吸う？

A 5分以内 （3点） 6〜30分（2点）
31〜60分（1点） 61分以降（0点）

Q 禁煙の場所で、たばこを我慢できない？

A はい（1点） いいえ（0点）

Q 1日の中で、どの時間帯のたばこをやめることに最も未練が残る？

A 朝起きたときの目覚めの1本（1点）
それ以外（0点）

Q 1日何本のたばこを吸う？

A 31本以上（3点） 21〜30本（2点）
11〜20本（1点） 10本以下（0点）

Q 1日の中で、たばこを吸う回数が最も多い時間帯は、朝目覚めてから2〜3時間？

A はい（1点） いいえ（0点）

Q 病気で一日中寝ているときも、たばこを吸う？

A はい（1点） いいえ（0点）

●日本腎臓学会『慢性腎臓病 生活・食事指導マニュアル 〜栄養指導実践編〜』より作成

0〜3点 軽度ニコチン依存

自力で禁煙できる可能性が高い。左の5つのコツと、市販のニコチンパッチやニコチンガムで挑戦してみる。

4〜6点 中等度ニコチン依存

ニコチン依存の傾向がある。自力での対策と併せて、禁煙外来を受診し治療法について相談する。

7〜10点 高度ニコチン依存

専門的な治療が必要。腎臓病の担当医に相談のうえ、禁煙外来で治療を受ける。

喫煙は、腎臓の血管をボロボロにする

喫煙は慢性腎臓病を進行させる重大な危険因子の1つです。たばこを吸うと、煙に含まれる物質によって血管が収縮し、また傷つきます。そのため、腎臓の中の血液の流れが悪くなり、糸球体が働かなくなってしまうことがあります。また、血管の収縮によって血圧が上がることも、腎臓の働きの低下につながります。

慢性腎臓病をできるだけ進行させないためにも、禁煙が必要です。習慣的に喫煙している人はニコチン依存症になっている可能性があります。ニコチン依存度を判定し、対策をとるようにしてください。

禁煙を決断するためには、「5つの『も

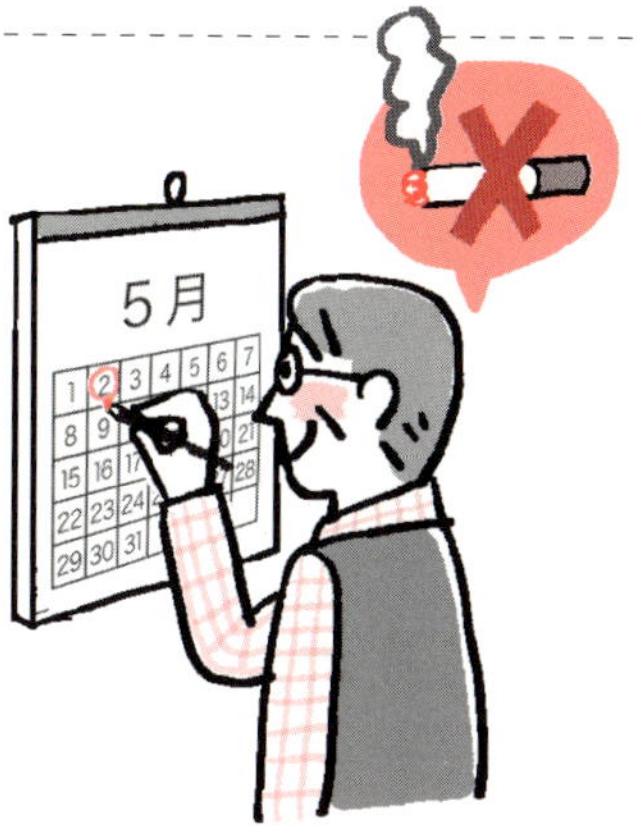

禁煙成功には、5つのコツがある

コツ1
禁煙開始日を決める

禁煙したいという思いがあっても、行動に移さなければやめられない。「今日から」「明日から」など具体的な禁煙開始日を決め、禁煙を始める。

コツ2
禁煙することを宣言する

「●月●日からたばこはやめる」と家族や同僚に宣言し、たばこを吸いにくい環境をつくる。禁煙する理由についても話すとよい。

コツ3
禁煙の達成状況を記録する

禁煙できたときは、それを見れば励みになる。できなかったときは「いつ、どのような状況で吸ったか」を書いておくと、自分の喫煙パターンが見えてくる。

コツ4
吸いたくなる場所や状況を避ける

吸いたい気持ちを抑えられるようになるまでは、これまで吸っていた場所や喫煙所などには近寄らない。

コツ5
吸いたくなったら、別のことをする

口さみしいときは、あめやガム、炭酸飲料水で紛らわしたり、軽い運動をすると気分が変わる。

ったいない』」を意識するとよいでしょう。生活においては、①時間を奪われる、②老けて見える、③たばこ代がかかる、④病気になって医療費がかかる、⑤家族も道連れにする、という5つです。

失敗はつきもの。まずは始める

習慣化している喫煙をやめるのは簡単ではありません。成功するためには、ニコチン依存症に対する適切な治療を行い、上にまとめたようなコツを利用します。

禁煙がうまくいったら、自分で自分をほめると、禁煙を持続させるのに効果があります。失敗することもありますが、そのようなときは、自己嫌悪に陥ったりせず、「禁煙に失敗はつきもの。今回の経験を次回に生かそう」と考えるようにしましょう。実際、禁煙に成功した人は、平均3〜4回禁煙を試みているのです。

お酒

ほどほどを焼酎、ウイスキーで楽しむ

飲みすぎなければ血管にはやさしい

慢性腎臓病だから禁酒しなければならない、ということはありません。肝臓病など、禁酒しなければならない病気を合併している場合などを除けば、適量ならば飲むことができます。

適量というのは、男性の場合、アルコールの量で1日に20～30mlです。女性はそれよりも少なめになります。このアルコール量が、ビール、日本酒、ウイスキー、焼酎の場合、どのくらいの量になるのか知っておくとよいでしょう（上の表参照）。

適量の飲酒には、心筋梗塞や脳梗塞などの心血管疾患を予防する働きがありま

「蒸留酒」なら、たんぱく質を含まない

種類によって、含まれる栄養成分が異なる。
よく飲む酒のたんぱく質量やエネルギー量を知って、摂取量を調整しよう。

	酒の種類（アルコール量20ml当たり）	たんぱく質量	エネルギー量
蒸留酒	焼酎（0.6合・110ml）	0g	227kcal
蒸留酒	ウイスキー（60ml）	0g	142kcal
蒸留酒	ウォッカ（40度62.5ml）	0g	150kcal
蒸留酒	ブランデー（40度62.5ml）	0g	148kcal
醸造酒	ビール（中瓶1本・500ml）	1.5g	200kcal
醸造酒	日本酒（1合・180ml）	0.7g	185kcal
醸造酒	赤ワイン（グラス2杯弱・220ml）	0.4g	161kcal
醸造酒	白ワイン（グラス2杯弱・220ml）	0.2g	161kcal

●文部科学省「食品成分データベース」より計算

「スピリッツ」と呼ばれる酒。アルコール度数は高いが、たんぱく質・炭水化物・脂質は0。

米、麦、ブドウなどの原料をアルコール発酵させてつくった酒。原材料の旨味が味わえるが、エネルギー、たんぱく質、炭水化物に注意しなくてはいけない。

ノンアルコール飲料にも要注意

アルコール度数は0に近いが、たんぱく質やエネルギー、糖質は高いものも。栄養成分を確認してから飲む。

飲みすぎない、食べすぎない

食事と一緒に楽しむ

慢性腎臓病の人が酒を飲むときは、夕食のおかずで晩酌をするのがおすすめ。酒に含まれるエネルギーやたんぱく質量に注意する。

1日の適量を守る

酒の適量は、アルコール量でみる。男性なら1日20～30ml、女性なら10～20mlが適量。これを超えないようにする。

食塩・たんぱく質の多いつまみを選ばない

酒に合うつまみには、味の濃いものや脂っこいものが多いので要注意。野菜を使ったものを中心に食べすぎないように。

冷水を準備する

アルコール度数の高い蒸留酒を飲むときは、酒を飲む前、合間、飲み終わりに、水を飲む。深酔いを防いだり、脱水の予防になる。

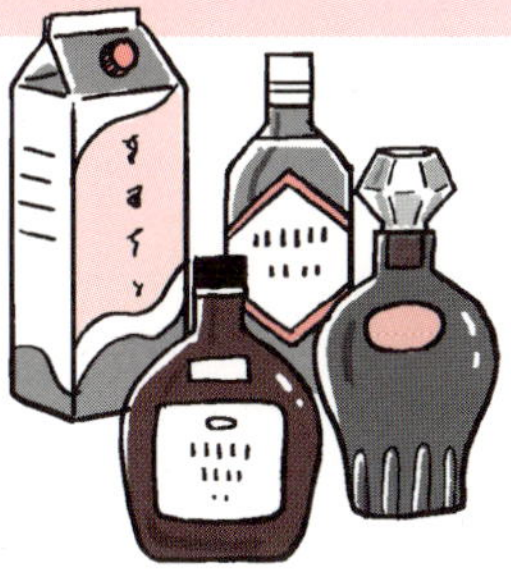

プラスα

週2日は禁酒しよう

適量であっても、毎日の飲酒は肝臓に負担をかける。週に２日くらいは酒を飲まない「休肝日」を設けて、腎臓も肝臓もいたわろう。

す。また、精神的にリラックスさせたり、食欲を増進させたりする効果も期待できます。

低たんぱく質を意識した飲み方をする

飲酒をするなら、夕食時に、料理と一緒に飲むことをおすすめします。食事のとき以外に飲むと、つまみをとることで、食塩やたんぱく質の摂取量が増えてしまうためです。

酒に含まれるエネルギー量やたんぱく質量も、１日の摂取量の中に加えます。たんぱく質を制限している場合は、酒のたんぱく質も加えて、１日の制限量に収めなければいけません。

ビールや日本酒などの醸造《じょうぞう》酒にはたんぱく質が含まれますが、焼酎やウイスキーなどの蒸留《じょうりゅう》酒はたんぱく質を含んでいません。

運動

ウォーキングを息切れしないペースで

正しいフォームなら、軽いウォーキングでも十分

運動するまとまった時間がとれない人は、仕事や家事の合間や、通勤途中などに、1日10分だけ余計に歩くようにする。無理なく活動量を増やすことができる。

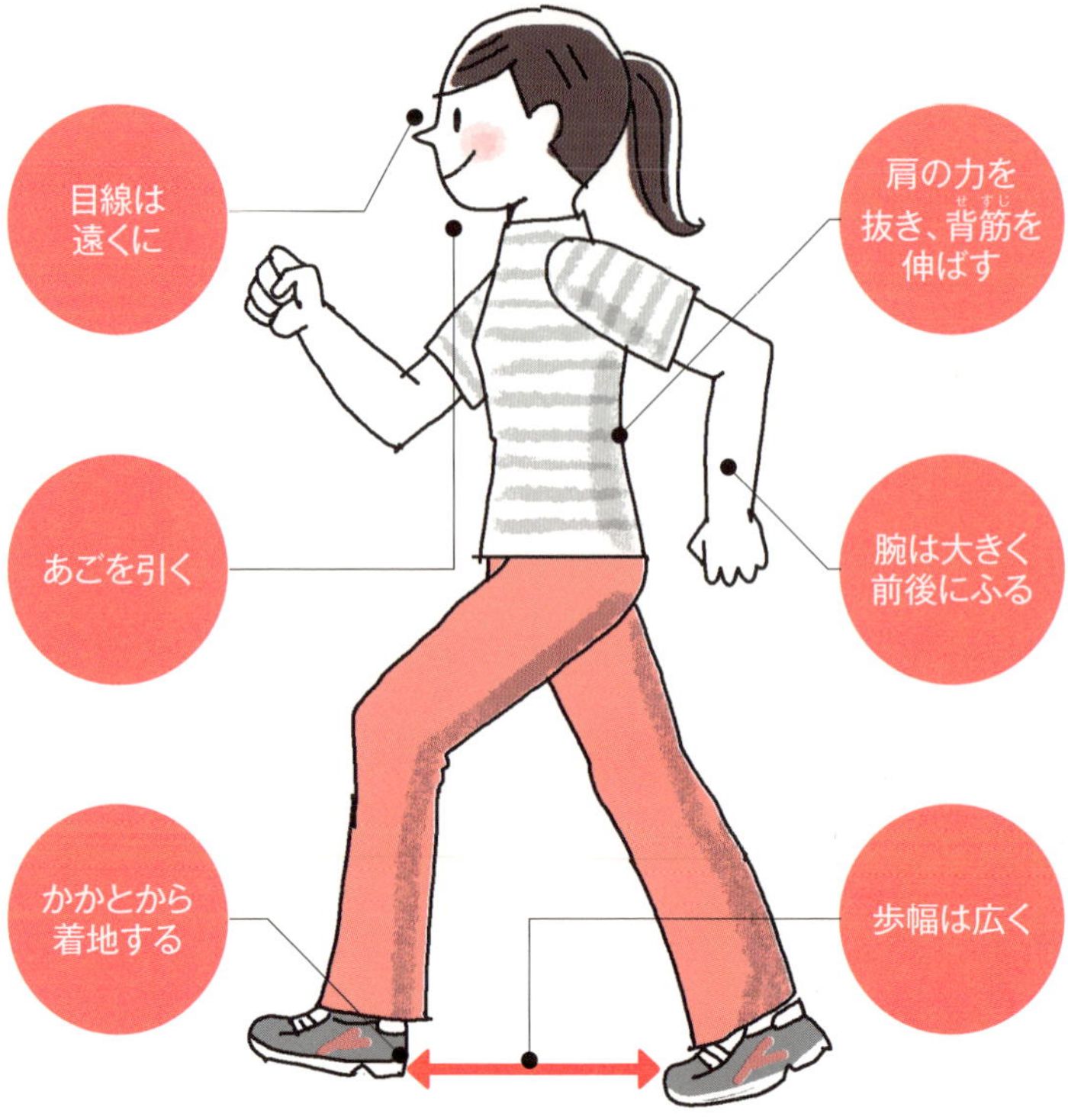
目線は遠くに
あごを引く
かかとから着地する
肩の力を抜き、背筋《せすじ》を伸ばす
腕は大きく前後にふる
歩幅は広く

有酸素運動で高血圧、高血糖の改善を

適度な運動を行うのは、慢性腎臓病にとってよい影響があります。

運動でエネルギーを消費することにより、肥満を防いだり解消したりするのに役立ちます。

また、高血圧や糖尿病がある場合は、血圧や血糖値を正常にコントロールするのにも役立ちます。そういった働きにより、腎臓の働きが低下するのを適度な運動は防いでくれるのです。

すすめられるのは、ウォーキングやスロージョギングなど、息が切れないくらいの強度で行う有酸素運動です。1日30分以上が目標です。

運動を始める前には必ずチェック！

無理な運動で体に負担をかけると、腎臓に影響を及ぼす。下記の10項目すべてに当てはまらないことを確認してから、運動を始める。

- □ 1.足腰の痛みがある
- □ 2.熱がある、せきやたんが出て風邪気味
- □ 3.体がだるい、吐き気がする、気分が悪い
- □ 4.頭痛やめまい、耳鳴りがする
- □ 5.過労や睡眠不足で体調が悪い
- □ 6.食欲がない
- □ 7.二日酔いで体調が悪い
- □ 8.下痢や便秘をしていて、腹痛がある
- □ 9.少し動いただけで息切れや動《どう》悸《き》がする、胸が痛い
- □ 10.熱中症の警報が出ている

注意1

激しい運動は行わない

腎臓の状態によっては、ジョギングやテニスのような激しい運動が負担になることも。自己判断で行わず、担当医に相談する。

注意2

水分補給を忘れない

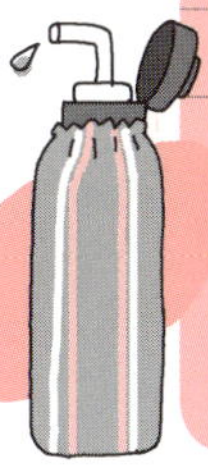

体内の水分量を調整する腎臓にとっては、水分不足もよくない。運動の前後には、しっかり水分をとる。

“きつい”と感じる運動は腎臓によくない

運動を行う場合には、医師にすすめられていることが前提となります。どのくらいの強度の運動がよいのかについても、相談するとよいでしょう。

基本はきつくない運動です。きついと感じる運動は、体内の老廃物を増やし、腎臓には負担になります。体調が悪いときも、無理して行わないでください。

Q 運動の効果はどれくらいあるの？

A 慢性腎臓病と運動に関しては、まだ、十分な研究が進んでいません。が、慢性腎臓病のネズミは、運動をしたほうが腎臓の傷害が軽くなることがわかっています。運動をする習慣のある人のほうがない人に比べ、腎臓の働きの低下速度が遅くなることも報告されています。

筋力トレーニング

1日10回の筋トレがサルコペニアを防ぐ

簡単な筋トレでも、筋力は維持できる

スクワット

両足を肩幅に開き、背筋を伸ばして立つ。両腕を前に伸ばしたら、3秒かけて両膝を曲げ、1秒静止し、3秒かけて元に戻る。

10回
1セット

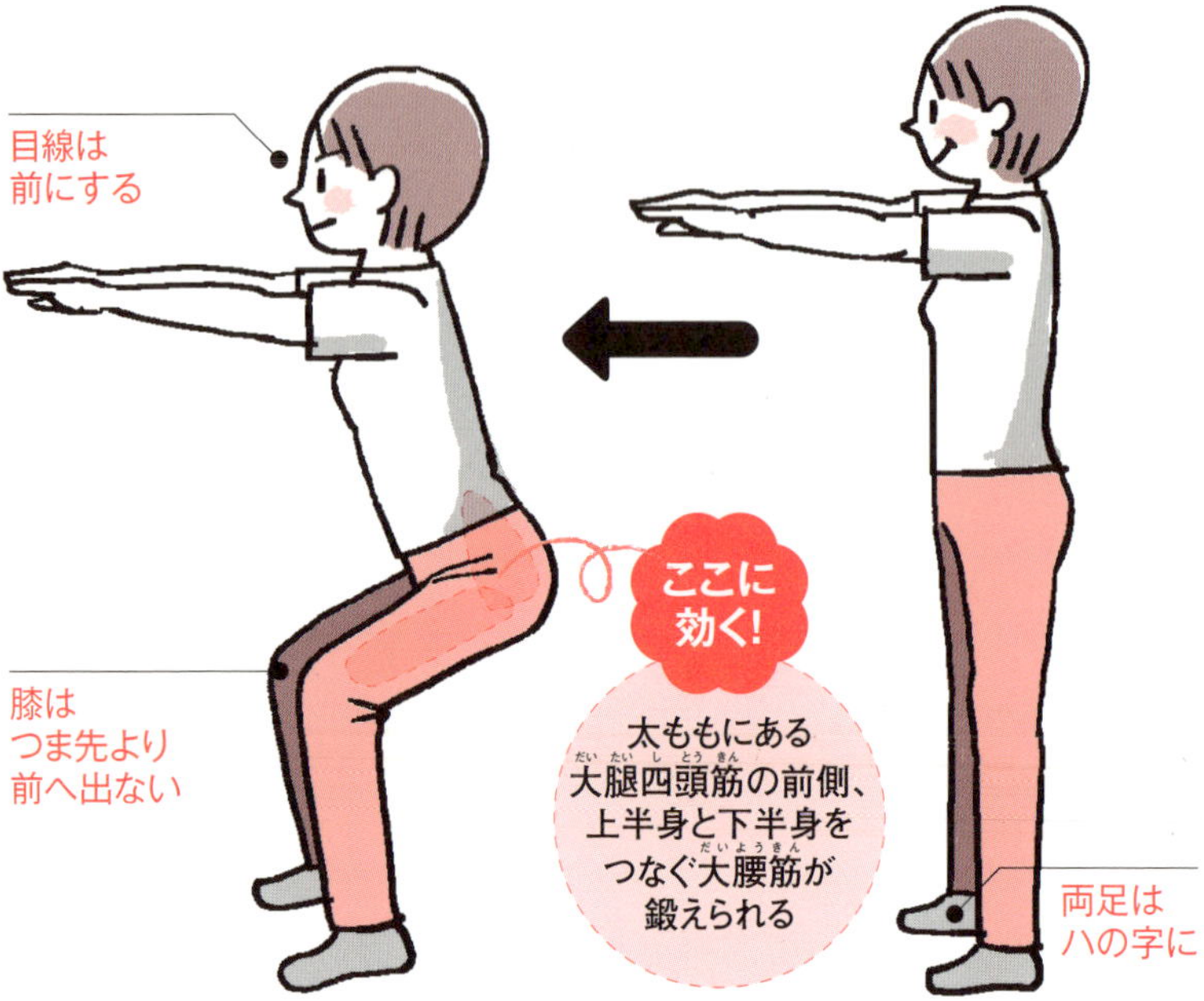

目線は
前にする
膝は
つま先より
前へ出ない
ここに
効く!
太ももにある
大《だい》腿《たい》四《し》頭《とう》筋《きん》の前側、
上半身と下半身を
つなぐ大《だい》腰《よう》筋《きん》が
鍛えられる
両足は
ハの字に

慢性腎臓病は筋肉を弱くもろくする

慢性腎臓病が進行すると、筋肉量が減って体重が軽くなり、筋力が低下してしまう人がいます。特に高齢者ではこの危険が大きくなります。このような状態を「サルコペニア」といいます。

サルコペニアになると、歩くのが遅くなったり、バランスをとる能力が衰えたりして、生活に支障をきたすようになります。また、心血管疾患も起きやすくなります。慢性腎臓病も進行しやすくなります。

こうした事態を防ぐには、筋肉を増やし、筋力を向上させる運動を行う必要があります。有酸素運動だけでなく、筋力

ヒップエクステンション

両手でいすの背をもち、背筋を伸ばして立つ。お尻の下側に力を入れ、3秒かけて左脚を後ろに上げ、1秒静止し、3秒かけて元に戻る。10回繰り返したら、右脚で行う。

10回
1セット

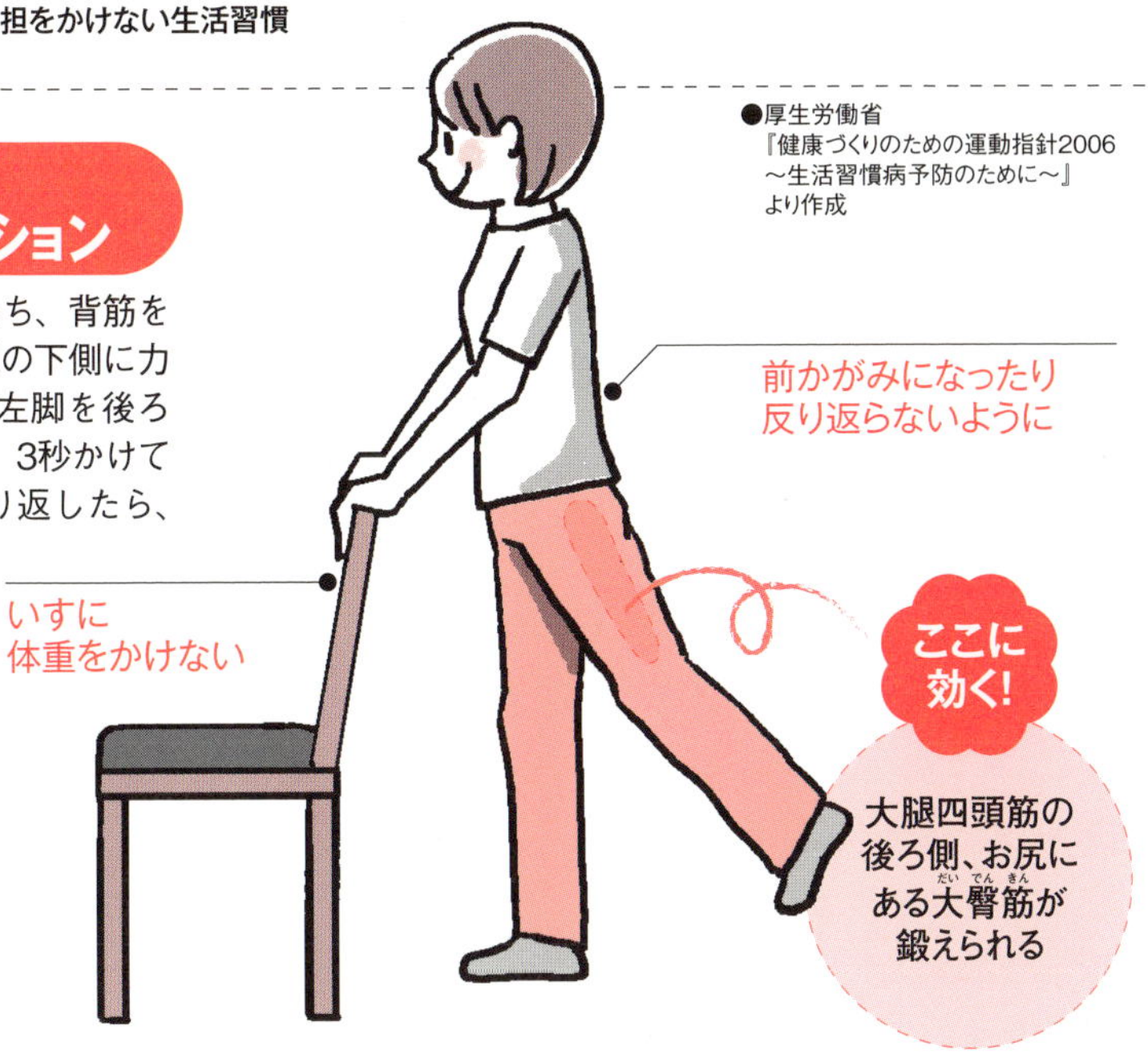

●厚生労働省
『健康づくりのための運動指針2006
〜生活習慣病予防のために〜』
より作成

腕立てふせ

10回
1セット

うつぶせになり、両手と両膝をついて体を上げる。ゆっくりと肘を曲げて1秒静止し、ゆっくりと元に戻る。

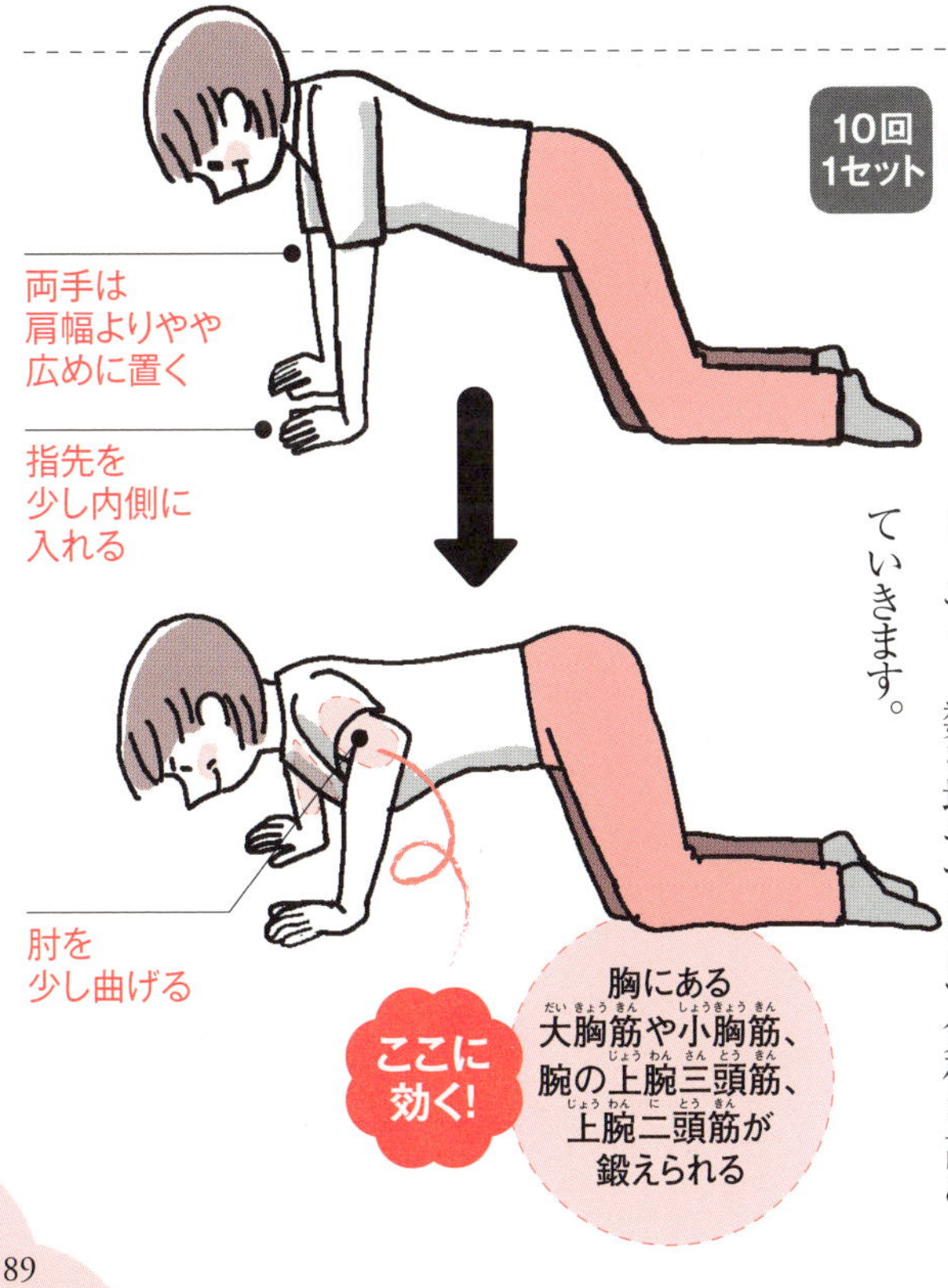

トレーニングを加えるようにします。

筋トレに特別な道具は必要ありません。自分の体重で負荷をかける方法で行うのが、簡単で安全です。

10回を1セット行うところから始めます。それが簡単にできるようになったら、セット数を増やすことで負荷を高めていきます。

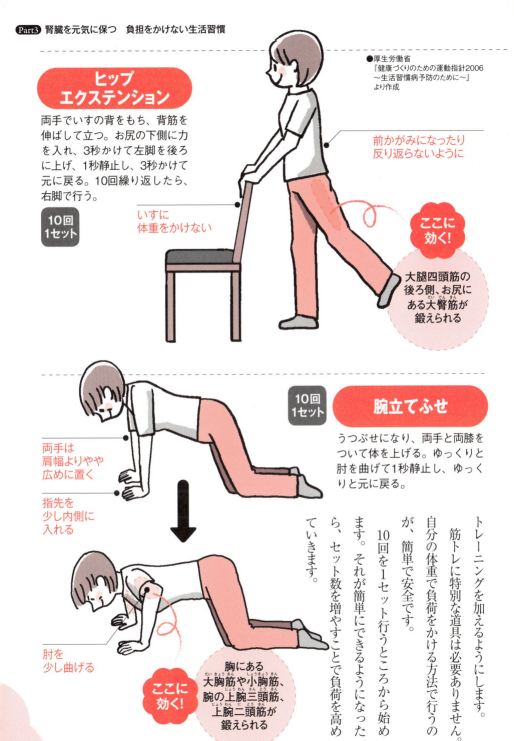

睡眠

早寝早起き、ぐっすり眠る

良い睡眠のコツは、規則正しい生活習慣にある

起床、食事、入浴、就寝のリズムが良い睡眠をつくる。毎日同じリズムで、休息と活動にメリハリのある生活を送る。

時刻

1 2 3 4 5 6 7 8 9 10 11 12

就寝

夜更かしせず、早めに布団に入る

やり残したことや気になることはメモに残して、明日に回す。体温が下がり、入眠モードに入っているときに布団に入る。

朝食

決まった時間に食べる

朝食の時間に合わせて、体は消化吸収の準備をする。そのため、朝の目覚めがよくなる。昼食、夕食も決まった時間に食べる。

起床

早く起きてカーテンを開ける

夜ぐっすり眠るためには、朝寝坊せずに起きる。太陽の光を浴びれば、体内時計がリセットされ、夜眠りやすくなる。

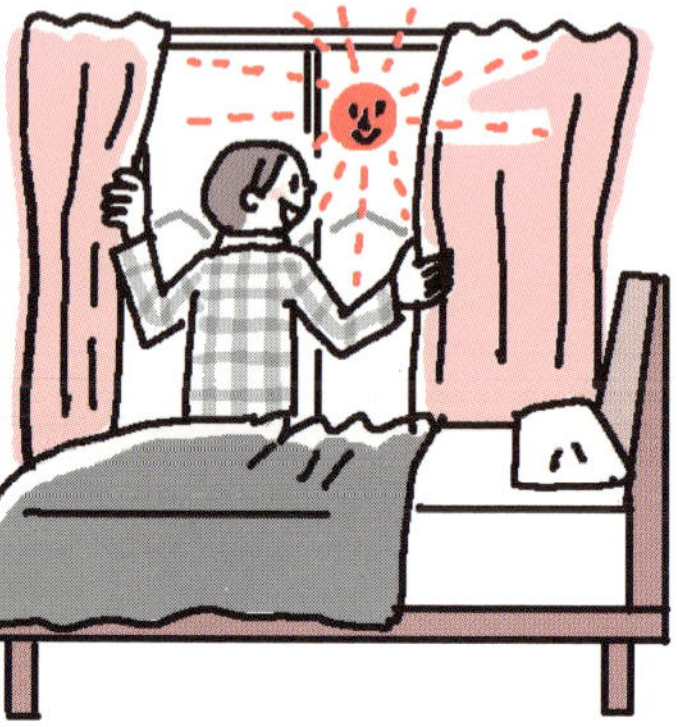

睡眠不足は血圧を上げ、代謝異常の原因となる

睡眠不足や質の悪い睡眠は、腎臓に負担をかけてしまいます。また、睡眠不足の人は慢性腎臓病になりやすいことも報告されています。

睡眠が深くなると、リラックスしているときに働く副交感神経が優位になり、血圧が下がります。睡眠時間が短かったり、眠りが浅かったりすると、こうした効果は得られません。

睡眠中には成長ホルモンが分泌され、これが糖質、たんぱく質、脂質の代謝を促進します。良質な睡眠がとれていないと、血糖値が高くなったり、血中脂質が増えたりしやすいのです。

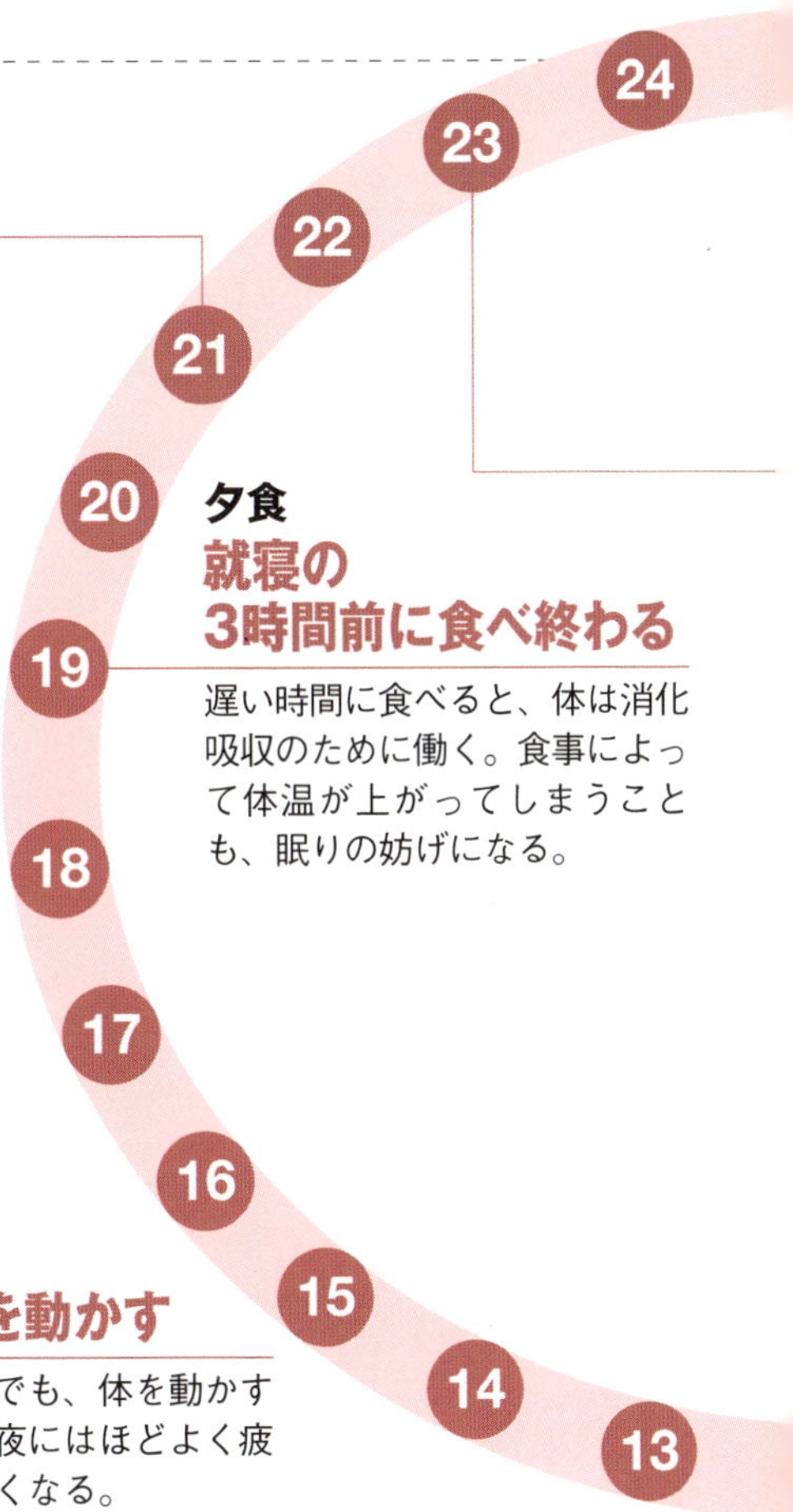

入浴
寝る2～3時間前までに入る

入浴で上がった体温がゆっくり下がっていくと、眠りやすくなる。お湯の温度は37 ～ 40℃前後に。

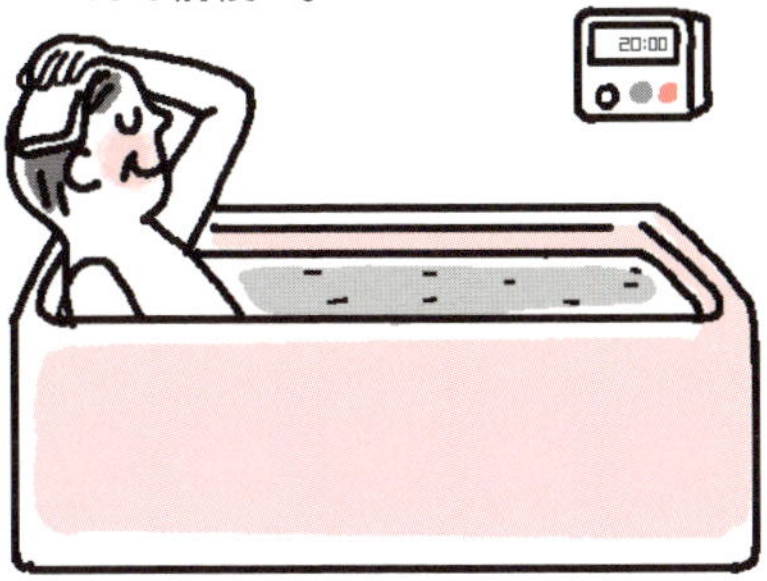

夕食
就寝の3時間前に食べ終わる

遅い時間に食べると、体は消化吸収のために働く。食事によって体温が上がってしまうことも、眠りの妨げになる。

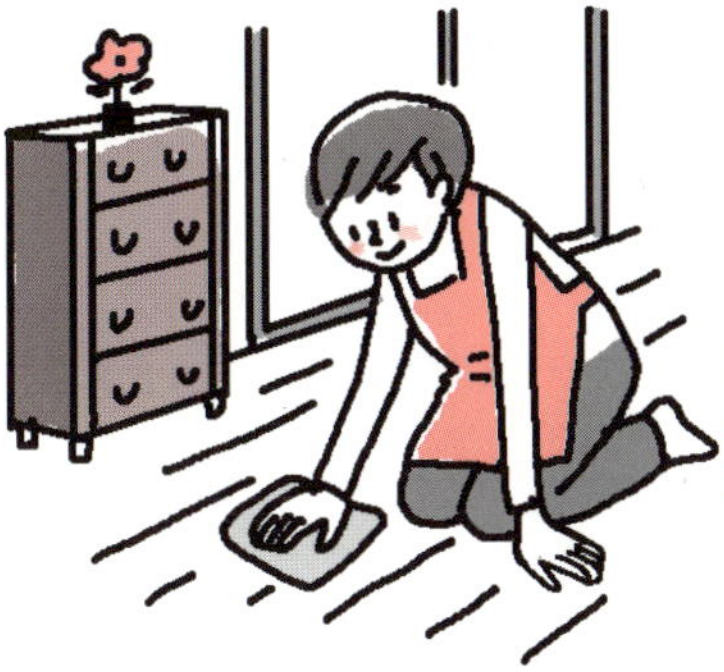

家事や仕事
適度に体を動かす

家事でも仕事でも、体を動かすことが大事。夜にはほどよく疲れ、眠りやすくなる。

眠りやすい環境づくりも大事

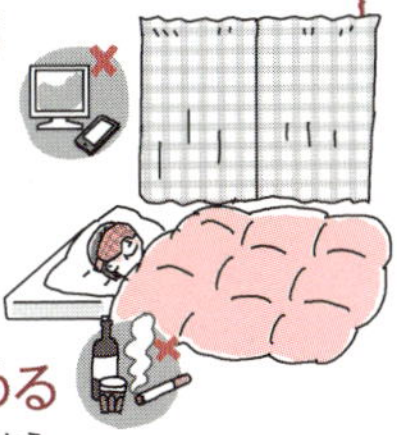

●テレビやスマホは見ない
テレビやスマートフォンの光は、交感神経を刺激し、眠りを妨げる。布団には持ち込まないようにする。

●寝る前の酒やたばこはやめる
寝酒は眠りを浅くする。トイレに起きてしまうこともある。たばこは、交感神経を刺激して寝つきを悪くする。

●軽い布団、締めつけない衣服にする
重い布団や体を締めつける衣服は、寝返りの妨げに。軽くて温かい布団、リラックスできる服装で眠る。

規則正しい睡眠を心がけ、睡眠時間が短くなりすぎないことが大切です。

睡眠時間は8時間を目安にします。ただし、8時間という時間にこだわる余り、睡眠薬や睡眠導入薬を自己判断で服用するのはよくありません。担当医によく相談してください。

ストレス対策

リラックスで解消する

まずは、体・心・行動のストレスサインに気づく

環境によるストレス

人間関係、仕事のトラブル

化学的ストレス

病気への不安、治療のストレス

ストレスの原因はさまざま。病気や治療がストレスになっていることもある。うまく解消できずにいると、心・体・行動に異変が現れてくる。

心の反応	体の反応	行動への反応
●イライラ	●頭痛	●飲酒量、たばこ量の増加
●活気の低下	●肩こり	●仕事でのミス
●不安	●腰痛、胃痛	●交通事故
●気分の落ち込み、興味や関心の低下	●動悸《どうき》、息切れ	など
など	●食欲低下	
	●便秘、下痢	
	など	

●厚生労働省　働く人のメンタルヘルス・ポータルサイト「こころの耳」より作成

ストレスは、心・体・行動から腎臓に悪影響を及ぼす

ストレスが加わると、体にはさまざまな影響が現れます。

緊張しているときに働く交感神経が優位になり、血管が収縮する、血圧が上がる、血糖値が上がるといった現象が起こります。

慢性腎臓病の人にとっては、血管が収縮することで、腎臓へ流れる血液の量が減ってしまうのが大きな問題です。そのため、ストレスは慢性腎臓病を進行させる危険因子の1つとなっています。さらに、高血圧や高血糖も、慢性腎臓病を進行させます。

ストレスにはいろいろな種類がありま

解決法に決まりはない。やりたいことをやってみる

おすすめ1 リラックスして心をリセットする

- 音楽を聴く
- アロマをたく
- 森林浴をする
- 入浴する
- 深呼吸する
- 昼寝をする

ゆったりした時間を過ごして
心を落ち着かせる。
物事を前向きに考えられるようになり、
“つらい”“嫌だ”と思いにくくなる。

おすすめ2 体からストレスを発散する

- 笑う
- しゃべる
- 大声で歌う
- 運動する

体を使ってエネルギーが消費されると、
ストレスも解消される。
もやもやした気持ちがスッキリし、
消費エネルギー量も増える。
一石二鳥。

おすすめ3 好きなことに集中する

- 読書
- 編み物
- 料理
- 買い物

好きなことをしている時間は、
心を豊かにし、
ストレスの原因を忘れさせる。
ほんの少しでも、
自分の時間をもつ。

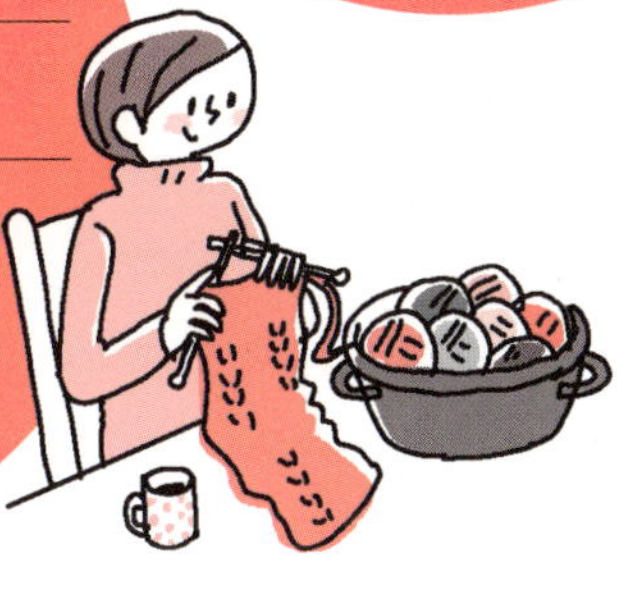

す。病気への不安や、食事制限を続けなければならないことなども、ストレスの原因となります。

疲れた、つらいと思ったらこまめに解消する

ストレス対処法の基本は、ためこんでしまわないことです。

つらいと感じているのに、無理を続けるのはよくありません。負担を長引かせることで、深刻な事態に陥ってしまい、簡単には回復できなくなってしまうことがあるからです。

ストレスを感じたら、そのままにしておかず、早めに、こまめに解消していくようにします。

できればその日のうちに、遅くとも週末には、その週のストレスを解消しておきます。自分なりのリラックス法を見つけておくとよいでしょう。

感染症対策

手洗い・うがい・マスクで予防する

かぜ、インフルエンザにかかりやすく、悪化しやすい

慢性腎臓病の食事療法でたんぱく質制限をしている人や、そのためにエネルギー不足に陥っている人は、かぜやインフルエンザなどの感染症にかかりやすく、重症化しやすい傾向があります。腎臓病の治療のためにステロイド薬などを服用している人も、免疫が低下するので、感染症に注意しなければなりません。

かぜやインフルエンザにかかると慢性腎臓病が悪化することがあります。また、発熱すると、体内の水分が不足することで腎臓への血流量が減り、腎臓の働きが低下してしまうことがあります。

ふだんから手洗い、うがいを励行し、

外ではマスク、家では手洗い・うがいを習慣にする

家に帰ってきたら……

- 手洗い・うがいをする
- 室温を快適にし、乾燥に注意する
- 体の清潔を保つ

手洗い・うがいは感染症予防に効果的。のどの乾燥を防いだり、体の清潔を保つことでも感染症を防ぐ。

外出するときは……

- マスクをする
- できるだけ人込みを避ける

食事療法や薬物療法の影響で免疫力が低下していると、感染症にかかりやすく、重症化しやすい。流行しているときは、人込みに行かないことが大事。

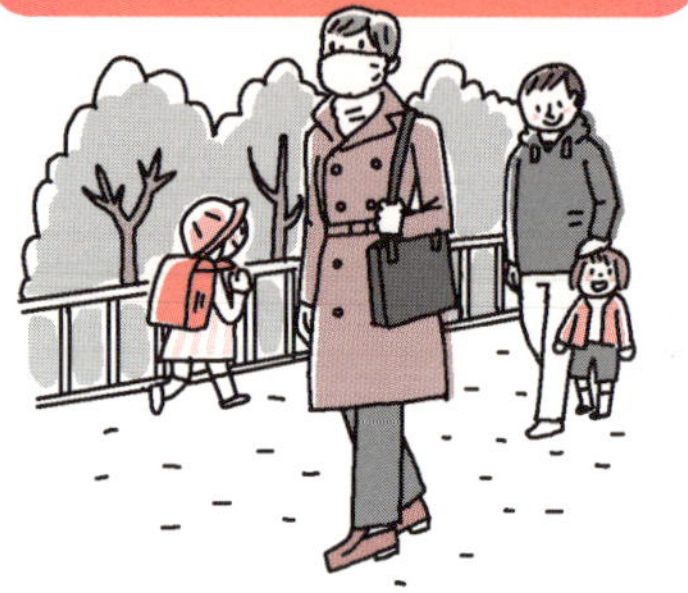

プラスα

予防接種も忘れずに受ける

インフルエンザや肺炎は、重症化すると命に関わる危険がある。インフルエンザワクチン、肺炎球菌ワクチンの接種は、発症予防、重症化予防に効果がある。どちらもしっかり受ける。

夏は冷え、冬は乾燥に注意する

どちらの季節も

- 屋外と屋内の温度差は5℃以内に

夏も冬も屋外と屋内の寒暖差が大きく、体調を崩しやすい。どちらの季節も、温度差が5℃以内になるように調節する。

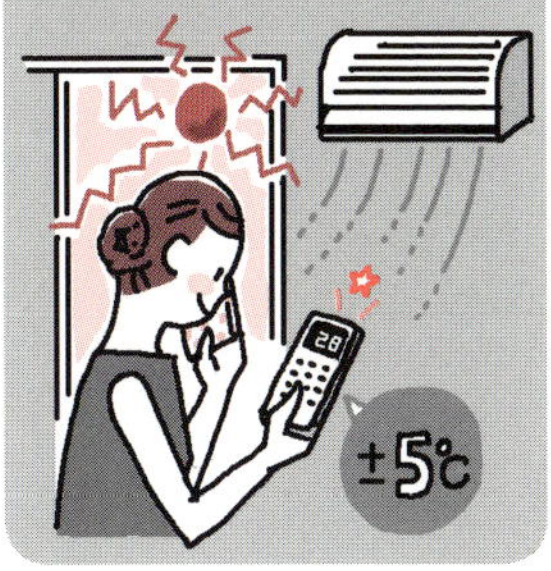

冬の対策

- 加湿器で室内の乾燥を防ぐ
- 外出時にはしっかり防寒する
- トイレ、浴室は使う前に暖めておく

寒さ対策と乾燥対策を万全にして、かぜとインフルエンザに備える。家の中はどの部屋も暖かく保ち、体の冷えと血圧の急上昇を防ぐ。

夏の対策

- 冷房の効きすぎに注意する
- 冷風を直接浴びない
- 体温調節用の上着を持ち歩く

屋内と屋外の温度差でかぜをひきやすい時期。冷房が強い場所を避けたり、衣服を調節して、体を冷やさないようにする。

外出時にはマスクを着用して、感染症予防をしましょう。

体調が悪いと思ったらかかりつけ医へ

かぜやインフルエンザが疑われる場合には、市販薬をのむ前に、かかりつけ医を受診しましょう。市販されているかぜ薬や解熱鎮痛薬の中には、腎臓の傷害をさらに悪化させる成分が含まれていることがあるからです。

アドバイス

感染症対策は家族も一緒にする

かぜやインフルエンザを予防するためには、一緒に暮らす家族が感染しないことも重要です。手洗い・うがい・マスクはもちろん、予防接種も家族がそろって受けるようにしましょう。

自己チェック

毎日、決まった時間に血圧・体重を測る

血圧は正しい姿勢、手順で測る

1

いすに座って、1～2分安静にする

いすに座って
すぐに測らない。
1～2分落ち着いて
血圧が安定してから測る。

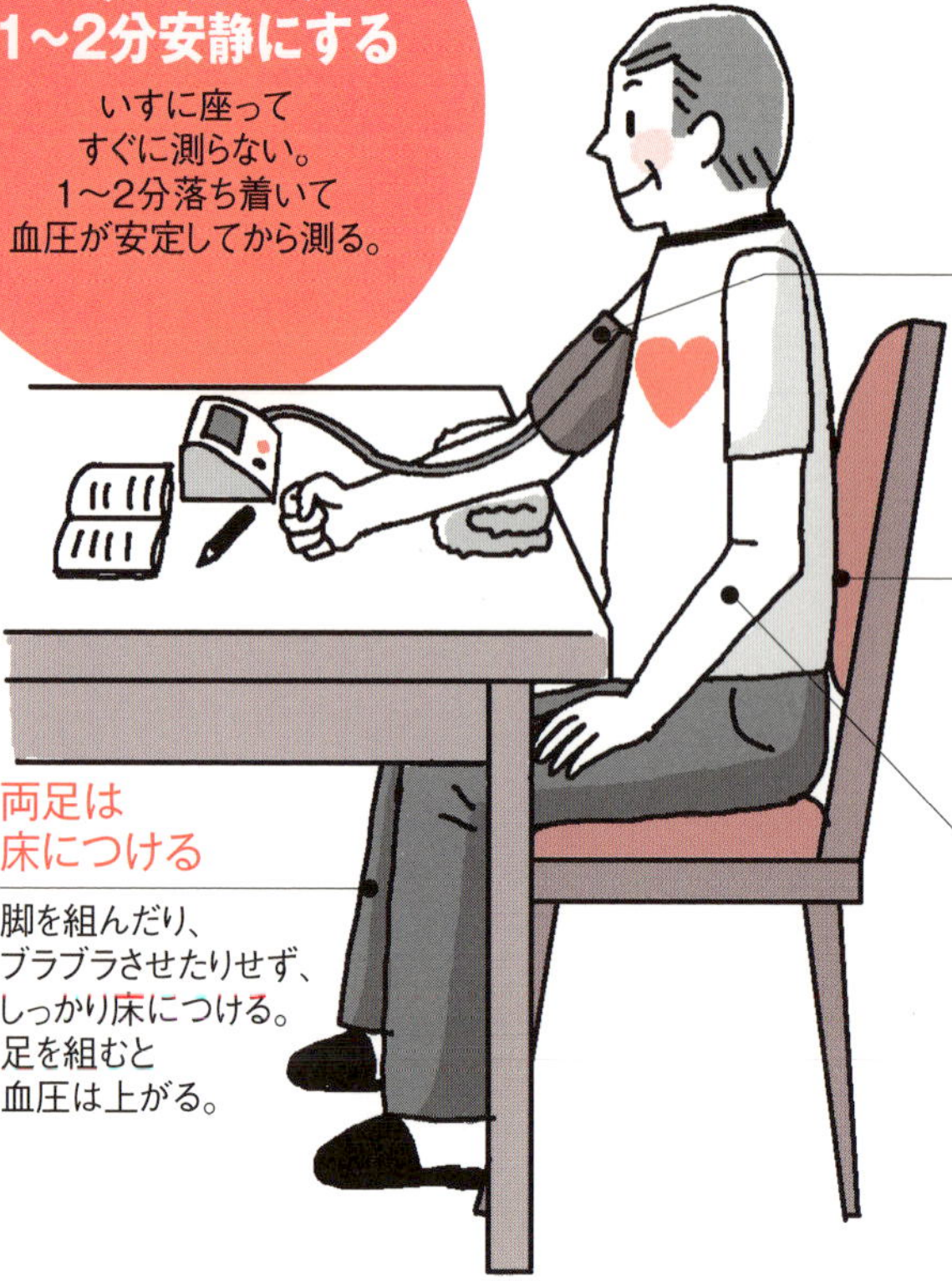

カフは心臓と同じ高さに

高さが合わないときは、
腕の下に
折りたたんだタオルなど
を入れて調節する。

背筋《せすじ》を伸ばす

背もたれのある
いすに、
しっかりと腰かける。

厚手の服は脱ぐ

薄手の服であれば
その上からカフを
巻いてもよいが、
厚手の服では
うまく測定できない。

両足は床につける

脚を組んだり、
ブラブラさせたりせず、
しっかり床につける。
足を組むと
血圧は上がる。

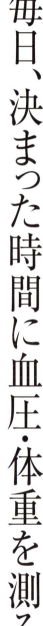

血圧は1日2回、体重は1日1回測る

高血圧は腎臓の働きを低下させ、また、慢性腎臓病が悪化すると血圧が高くなります。慢性腎臓病の人は、受診時だけでなく、家庭でも血圧を測定する必要があります。家庭での測定は、起床時と就寝前の1日2回。毎日決まった時刻に、リラックスした状態で測ります。

血圧の目標値は、診療室血圧は130／80㎜Hg未満、家庭血圧は125／75㎜Hg未満です。ただし、糖尿病がなく、尿たんぱくも出ていない慢性腎臓病では、診察室血圧は140／90㎜Hg未満、家庭血圧は135／85㎜Hg未満が目標値です。

体重も毎日測定します。食事療法でた

2 腕にカフをセットして測定を始める

心臓と同じ高さになるようカフを巻き、腕の力を抜いてリラックスしたら、測定を始める。測定中は動かず、しゃべらない。

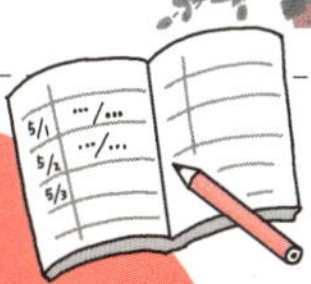

3 測定が終わったら、値を記録する

1回目の測定が終わったら、一呼吸おいてもう1度測る。1度に2回測ってその平均値をとり、手帳や記録シートに記入する。

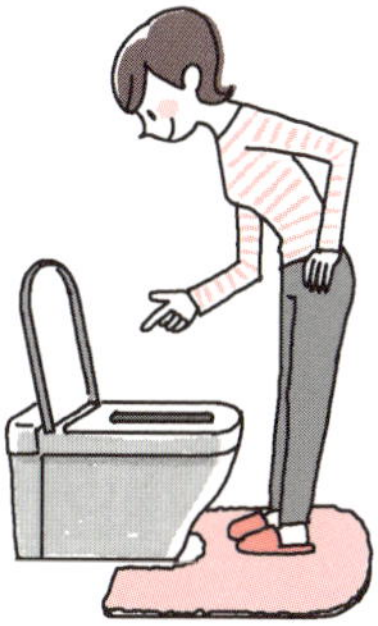

プラスα
トイレに行ったら、尿の様子を見てみよう

腎臓の傷害は、たんぱく尿や血尿などとして尿に現れる。ふだんから尿の色、におい、様子などをチェックする。トイレを我慢しないことも腎臓の負担を減らす。

測定のタイミング

血圧	朝	●起きてから1時間以内に ●朝食と服薬の前　●排尿のあと ●冬は部屋を暖めてから（寒いと血圧は上がる）
	夜	●寝る前　●排尿のあと
		血圧測定は、朝と夜の1日2回が基本。 血圧は、食事、排尿、服薬によって変わるため、 いつも同じタイミングで測る。
体重		●入浴前や血圧測定後など
		体重測定は1日に1回。 測るタイミングを決めておくことが、忘れないコツ。 測った値は血圧とともに記録する。

んぱく質制限を行うと、エネルギーが不足して体重が減ってくることがあります。また、腎臓の働きが低下してむくみが生じると、体内の水分量が増えて体重が増加します。

体重は栄養状態や病状を把握するのに役立ちます。日々の体重変化をチェックし、標準体重に近づけるようにします（49ページ参照）。

良い値も悪い値も記録する

測定した血圧や体重は記録しておきます。良い値だけでなく、悪い値も記録すると、体の状態や病状の変化を把握するのに役立ちます。血圧や体重を適切にコントロールするための励みにもなります。ただ、測定結果を気にしすぎるのはよくありません。測定値に一喜一憂するのではなく、治療に活かしましょう。

知って
おきたい！

慢性腎臓病の検査のこと

重要なのは、尿検査と血液検査

慢性腎臓病を診断したり、病状や進行状況を把握したりするために検査が行われます。検査には、尿検査、血液検査、画像検査、生検などがあり、必要に応じて行われます。

この中で絶対に行わなければならないのが尿検査と血液検査です。慢性腎臓病の診断と重症度の判定は、この2つの検査結果によってなされるからです（33・42ページ参照）。

尿検査で尿たんぱくが出ていれば、腎臓が傷害されている（傷ついている）ことが考えられます。その状態が3か月以上続くと、慢性腎臓病と診断されます。

血液検査では、血清クレアチニンの値をもとに、性別と年齢を加味して、eGFR（推算糸球体ろ過量）を算出します。この値が低くなり（正常の60％未満）、その状態が3か月以上続くと、慢性腎臓病と診断されます。

画像検査や生検は、慢性腎臓病の原因となる病気やその状態を明らかにする目的で行われます。

症状がないからこそ定期的に受診を

慢性腎臓病と診断されたら、定期的に尿検査と血液検査を受ける必要があります。なぜなら、腎臓は傷害され、働きが低下していても、自覚症状が出ないことが多いからです。

慢性腎臓病の病状を把握するために、定期的検査を受けてください。

！ 腎臓の働きをみるには、さまざまな方法がある

血清クレアチニン値から計算する推算糸球体ろ過量は、患者さんの負担が少なく簡単に測定できるため、広く用いられています。ただ、実際の糸球体ろ過量（GFR）とは、若干の誤差（±30％程度）があります。

そのため、正確に糸球体ろ過量を見る場合には、「イヌリン」という物質を一定時間点滴し、その間の尿と血液からGFRを計算する「イヌリンクリアランス」という検査が行われます。これで最も正確な糸球体ろ過量がわかります（糸球体ろ過量のゴールドスタンダード）。

そのほか、一定時間内の血清クレアチニン値と尿量、尿中クレアチニンから算出する「クレアチニンクリアランス」もあります。

これらの検査を必要に応じて使い分け、腎臓の働きをみていくのです。

尿検査

慢性腎臓病の診断項目の1つ。
健康な腎臓からつくられる尿にはたんぱくや血液は含まれない。
それらがあれば腎臓が傷害されている(傷ついている)可能性がある。

調べる項目	基準値	わかること
尿たんぱく	陰性(ー)~偽陰性(±)	尿中のたんぱく量から、糸球体の傷害の有無、程度を調べる。微量アルブミン尿検査では、ごく少量のたんぱく質(正確にはアルブミン)も検出できる。
尿中微量アルブミン	30㎎/日未満	
尿潜血	陰性(ー)	血液中の赤血球に含まれる「ヘモグロビン」の有無を見ることで、尿中に血液が混ざっているかどうかを調べる。目で見てもわからないごく軽度の血液(潜血)が混ざっていてもわかる。陽性なら、尿の通り道(腎臓、尿管、膀胱、尿道)のどこかで出血がある。
尿沈《ちん》渣《さ》	項目によって異なる	尿を遠心分離機にかけて沈殿させ、その成分を顕微鏡で見る。赤血球や白血球、細胞の数などから異常の有無がわかる。
尿糖	陰性(ー)	尿中の「ブドウ糖」の量を調べる。慢性腎臓病の原因の1つである糖尿病の診断のきっかけになることがある。

血液検査

尿検査とともに、診断項目となる検査。全身を巡る血液は、
腎臓でろ過されてきれいになるため、
血液に含まれる成分をみることで、腎臓の働きがわかる。

調べる項目	基準値	わかること
血清クレアチニン(Cr)	男性:1.2㎎/dL以下 女性:1.0㎎/dL以下	「クレアチニン」は、筋肉中のたんぱく質が分解されてできる老廃物。その濃度から、腎臓の働きがわかる。クレアチニン値を特定の計算式に当てはめて算出するのが、「推算糸球体ろ過量(eGFR)」。血清クレアチニンの濃度は筋肉量が多いと上昇し、少ないと低下する。
尿素窒素(BUN)	20㎎/dL以下	「尿素窒素」は、たんぱく質が使われた後にできる老廃物。血液中に多く残っていれば、腎臓の働きの低下が疑われる。脱水、消化管出血などでも濃度が上昇する。
尿酸	男性:3.5~7.5㎎/dL 女性:2.5~6.0㎎/dL	「尿酸」も、体内で生じる老廃物。血清クレアチニン、尿素窒素とともに、腎臓の働きが低下すると濃度が上昇する。脱水、体質などでも上昇する。
血清シスタチンC	男性:0.63~0.95㎎/dL 女性:0.56~0.87㎎/dL	「シスタチンC」は全身の細胞でつくられるたんぱく質。血清クレアチニン値のような筋肉量による影響はない。腎臓の働きの指標として用いられる。

●基準値はJCHO東京高輪病院の場合。医療機関によって異なる。

画像検査

慢性腎臓病の原因や状態を調べるために行われる検査。
尿検査や血液検査ではわからない腎臓の状態を
目で見て確認できる。

超音波（エコー）検査

超音波を発する機器をおなかや腰に当て、腎臓の大きさや形、内部の様子をモニターに映し出して確認する。痛みなど体に負担がないため、最もよく行われる。

MRI（磁気共鳴画像）検査

磁気を使って撮影した体の画像をコンピュータで処理して、輪切りにして見る検査。CTに比べ、構造がより詳細にわかる。

CT（コンピュータ断層撮影）検査

エックス線撮影した体の画像を、コンピュータで処理して体を輪切りにした画像として見る。血管の状態や腎臓の内部の状態がわかる。血流の状態を見るときは、造影剤を注射することもある。

アイソトープ検査

放射性物質を含む造影剤「アイソトープ」を静脈に注射し、腎臓を通って排出されるまでの変化を見る。血流や糸球体ろ過の状態を確認する。左右の腎臓の働きを別々に見る（分腎機能）ことができる。

腎生検

「慢性糸球体腎炎」「慢性間質性腎炎」といった
腎臓自体の病気が疑われる場合には、
腎臓の組織を採取して調べ、診断を確定する。

局所麻酔をしてから背中に細い針を刺し、超音波画像を見ながら腎臓の組織をとる。採取した組織は、光学顕微鏡、電子顕微鏡、さらには免疫組織化学などで、詳しく調べる。

- 採取する腎臓の組織はわずか。腎臓に影響が出ることはない
- 生検によってある程度出血する。止血と安全が確認できるまで、入院する

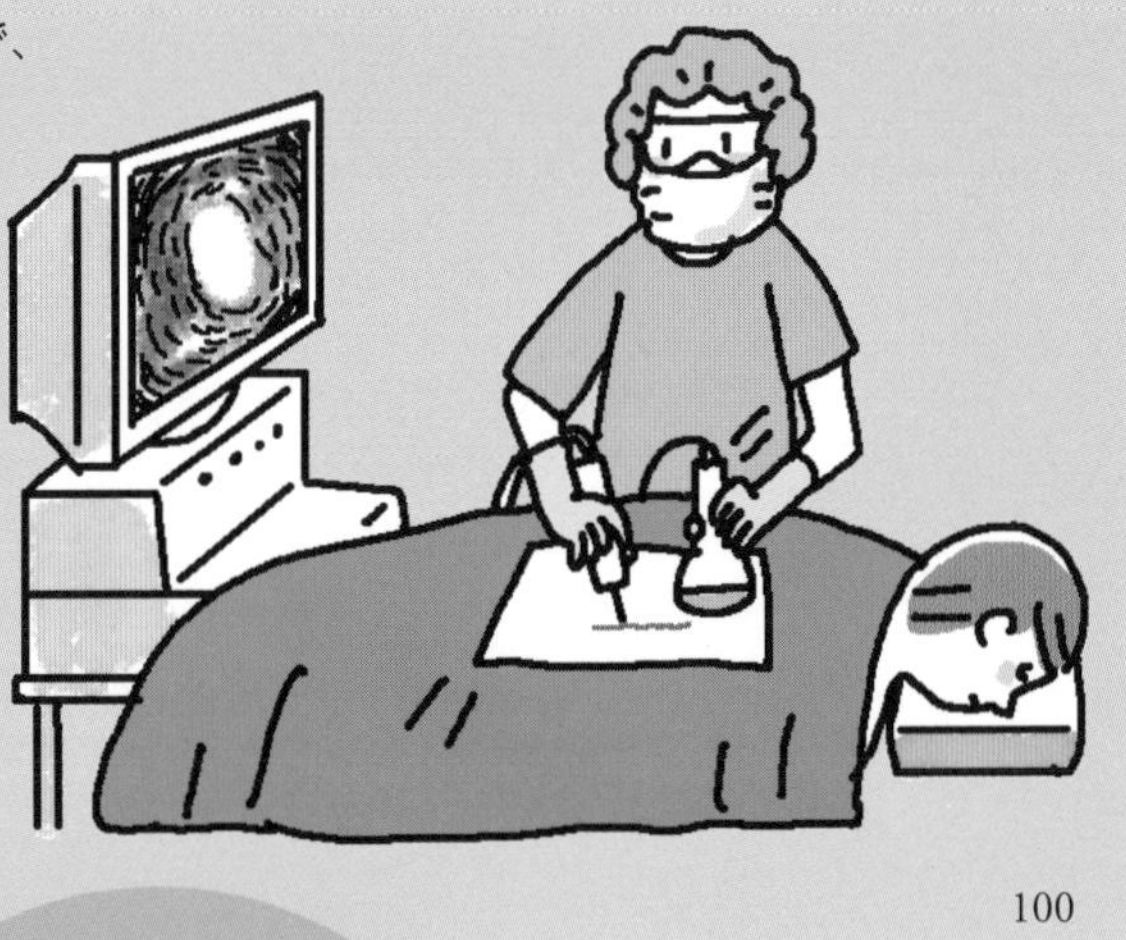

Part 4

確実に進行を抑える

原因別
徹底治療

原因の治療

何が原因かを、まず調べる

原因、危険因子はさまざま

慢性腎臓病とは、慢性的に腎臓が傷害されていたり、腎臓の働きが低下していたりする状態の総称です。このような状態になる原因はいろいろあります。

慢性糸球体《しきゅうたい》腎炎のように、腎臓自体の病気によって、慢性腎臓病になっていることもあります。糖尿病、高血圧、肥満、高尿酸血症などの生活習慣病が、腎臓を傷害したり、働きを低下させたりすることもあります。加齢も影響します。最近は、生活習慣病や加齢を背景とした慢性腎臓病が増加しています。

そのほかに、抗生物質や消炎鎮痛薬などの薬が影響していることもあります。

背景にある病気をしっかり治療する

原因はさまざま。
原因に合った治療を受けることが、進行を抑えるのに重要。

薬による影響

長期間の服用が悪影響を及ぼすことがある。腎臓の血流を低下させたり、腎臓そのものを傷害する。

- 消炎鎮痛薬
- 抗生物質
- など

↓

慢性腎臓病

↑

腎臓自体の病気

腎臓の病気には多くの種類がある。糸球体に慢性的な炎症が起きている状態を総称して慢性糸球体腎炎といい、日本人にはIgA《アイジーエー》腎症が多い。

- 慢性糸球体腎炎
- 慢性間質《かんしつ》性腎炎
- 多発性嚢胞《のうほう》腎
- など

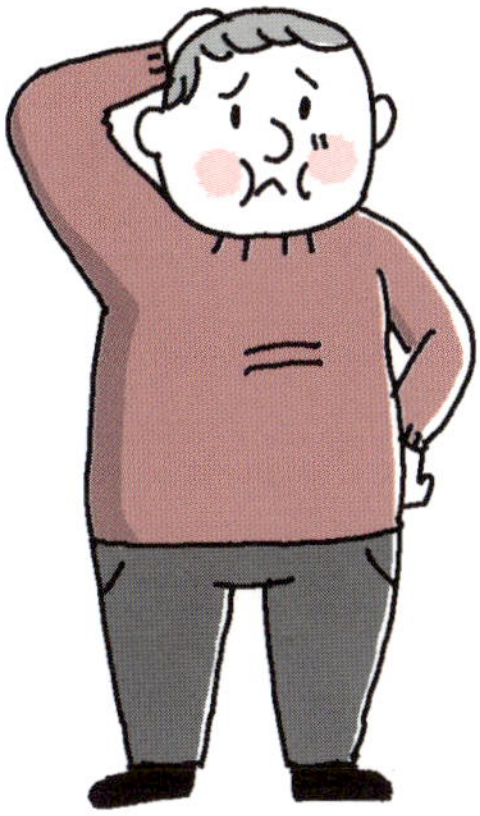

慢性腎臓病の危険因子

生活習慣病や加齢の影響によって慢性腎臓病になることもある。

- 加齢
- 男性
- 喫煙
- 家族歴

生活習慣病

高血圧や糖尿病など、生活習慣病を原因とする慢性腎臓病が増加している。生活習慣の改善が重要な治療となる。

- 高血圧
- 糖尿病、耐糖能異常

耐糖能異常とは、血糖値を下げる力が低下した状態。糖尿病の予備群。

- 脂質異常症
- 肥満
- 高尿酸血症

プラスα

メタボリックシンドロームも危険因子の1つ

内臓脂肪が多く、高血圧、糖尿病、脂質異常症などを併発するメタボリックシンドローム。内臓脂肪の蓄積は、血糖値をコントロールするインスリンの効きを悪くしたり、動脈硬化を進めたりして、慢性腎臓病の発症や進行に関わる。

慢性腎臓病の根本的な治療は、何が原因になっているかによって異なります。適切な治療を受けるためには、まず原因を突き止める必要があります。

心筋梗塞、脳卒中のリスクが高い

慢性腎臓病が進行すると、腎臓の働きが低下していき、最終的には末期腎不全の状態になります。進行していく過程で、心筋梗塞や脳卒中などの心血管疾患を起こしてしまうこともあります。

治療では、腎臓の働きの低下を防ぐだけでなく、心血管疾患を起こさないようにすることも重要です。そのためには、食事や運動など、生活習慣の改善に取り組みます。

さらに、薬をきちんと服用して、糖尿病や高血圧を、適切な状態にコントロールしていくことも大切です。

❶糖尿病性腎症が原因のとき

食事と運動で血糖値を下げる

糖尿病性腎症のステージに合わせて治療を進める

糖尿病性腎症のステージ	第1期（腎症前期）
進行	尿検査の結果は正常。自覚症状もないが、潜在的にリスクがある。
治療	●糖尿病の食事療法を基本に血糖コントロール ●高血圧の治療 ●脂質の管理 ●禁煙

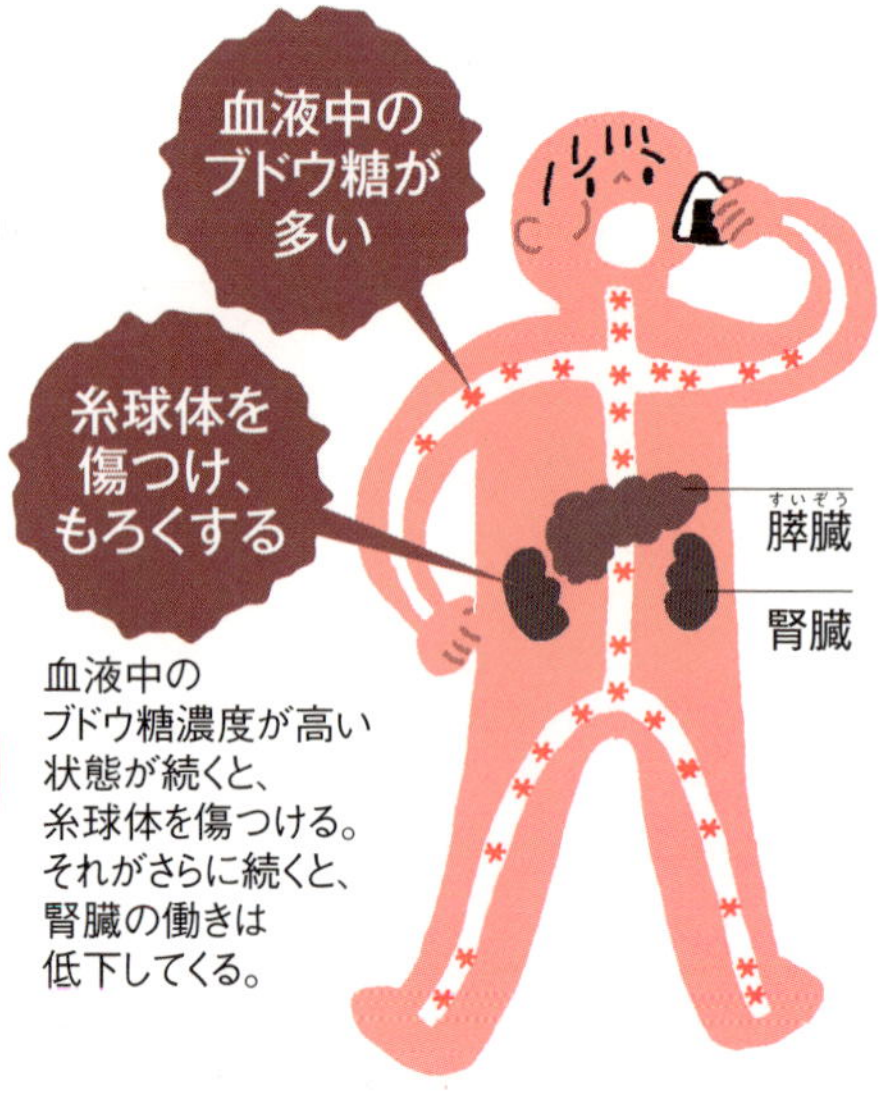
血液中のブドウ糖が多い
糸球体を傷つけ、もろくする
膵臓《すいぞう》
腎臓
血液中のブドウ糖濃度が高い状態が続くと、糸球体を傷つける。それがさらに続くと、腎臓の働きは低下してくる。

左のステージに応じて、治療が行われる。どの段階でも、血糖コントロールは必要。

糖尿病性腎症は透析療法の最大原因

糖尿病は血糖（血液中のブドウ糖）の濃度が高い状態が続くことにより、血管が傷害され、さまざまな合併症を引き起こす病気です。糖尿病性腎症はその合併症の1つです。

糖尿病性腎症では、血液をろ過している糸球体の毛細血管が傷害されます。そのため、尿たんぱくが出るようになったり、腎臓の働きが低下したりします。

糖尿病の患者さんが増えていることもあり、糖尿病性腎症の人も増えています。進行して末期腎不全になると、透析療法が必要になります。現在、透析療法を始める人たちの中で、最も多い原因疾患が

第5期（透析療法期）	第4期（腎不全期）	第3期（顕性腎症期）	第2期（早期腎症期）
腎臓の働きが著しく低下するため、透析療法や腎移植が必要となる。	腎臓の働きが著しく低下（GFR30未満）。腎不全の時期。疲労感や貧血などの症状が現れることもある。	尿検査で顕性アルブミン尿あるいはたんぱく尿が続いている。	尿検査で微量アルブミン尿が認められる。自覚症状はない。
		腎臓の働きはGFR30以上。	
●適切な血糖コントロール ●高血圧の治療 ●脂質の管理 ●禁煙 ●透析療法または腎移植 ●必要に応じて水分制限	●適切な血糖コントロール ●高血圧の治療 ●脂質の管理 ●禁煙 ●たんぱく質を制限 ●貧血の治療	●適切な血糖コントロール ●高血圧の治療 ●脂質の管理 ●禁煙 ●たんぱく質を制限	●糖尿病の食事療法を基本に血糖コントロール ●高血圧の治療 ●脂質の管理 ●禁煙 ●たんぱく質のとりすぎを改善

●日本糖尿病学会 編・著『糖尿病治療ガイド2014－2015』より作成

糖尿病性腎症なのです。

食事と運動を中心とする血糖コントロールが基本

糖尿病性腎症の発症を防ぐために最も重要なのは、血糖値のコントロールです。すでに糖尿病性腎症になっている場合も、進行を抑えるために、血糖値のコントロールが必要です。

血糖コントロールの基本は、食事療法と運動療法です。食事療法では、摂取エネルギー量を適切な範囲にすることが大事です。また、腎臓を守るために、たんぱく質のとりすぎを避けなければなりません。

たんぱく質の摂取量を抑えるとエネルギーが不足しがちですが、必要な量のエネルギーはきちんととるようにします。たんぱく質制限で不足するエネルギーは、炭水化物や脂質で補うようにします。

1 糖尿病性腎症が原因のとき

薬も併せて確実に血糖コントロール

さまざまな薬から、1つまたは複数組み合わせて使う

小腸で吸収されたブドウ糖が血液中に多くなると、膵臓からインスリンが分泌され、その働きで血液中のブドウ糖が筋肉や脂肪組織に取り込まれる。
薬は、この仕組みに働きかけて血糖値を下げる。

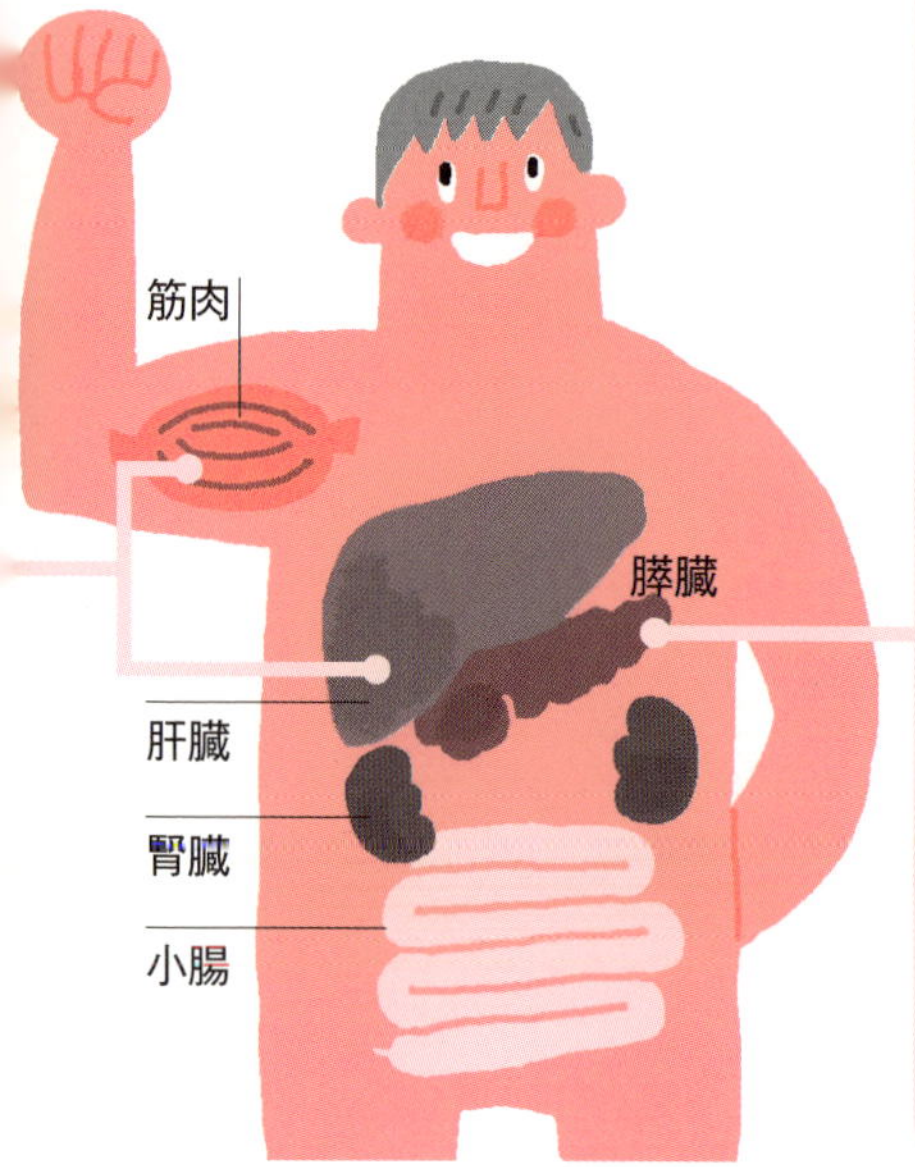

のみ薬　注射薬

インスリン分泌を促す薬

- DPP-4阻害薬
- GLP-1受容体作動薬

小腸がブドウ糖を吸収したときだけ、血糖値を下げる効果を発揮する。そのため、低血糖が起こりにくい。DPP-4阻害薬はのみ薬。GLP-1受容体作動薬は注射薬。

- スルホニル尿素薬
- 速効型インスリン分泌促進薬

膵臓に働きかけ、インスリンの分泌を促す。速効型はすぐに効果を現す。どちらものみ薬。低血糖を起こす危険性もある。

薬をしっかり使えば、いい状態を維持できる

糖尿病性腎症の治療では、食事療法と運動療法に加え、必要に応じて薬による治療を併用します。適切な薬を使用することで、確実に血糖値をコントロールでき、いい状態を維持することができます。

糖尿病の治療薬は、基本的に血糖値を下げる働きをします。作用の種類によって、「インスリン分泌を促す薬」「インスリン抵抗性を改善する薬」「糖の吸収を抑制する薬」「糖の排泄《はいせつ》を促す薬」「インスリンを補う薬」に分けられます。

これらの中から、その人に合った薬を選択します。1種類から使い始め、必要なら複数の種類を使用します。

のみ薬

糖の吸収を抑制する薬

- α-グルコシダーゼ阻害薬

小腸におけるブドウ糖の吸収速度をゆっくりにし、食後の血糖値が急に上がらないようにする。

注射薬

インスリンを補う薬

- インスリン製剤

膵臓で分泌されるインスリンと同じ物質を薬にしたもの。注射することで、インスリンの不足を補う。

のみ薬

糖の排泄を促す薬

- SGLT2阻害薬

糸球体でろ過され、尿細管で再吸収されるブドウ糖の取り込みを阻害する薬。ブドウ糖が尿中に排出されて血糖値が下がる。腎臓を守る働きもあるのではないかと考えられている。

のみ薬

インスリン抵抗性を改善する薬

- ビグアナイド薬
- チアゾリジン薬

インスリンの効きが悪くなった状態（インスリン抵抗性）を改善し、分泌されたインスリンがよく効くようにする。

高血圧、脂質異常症、肥満の改善も欠かせない

糖尿病性腎症で、高血圧、脂質異常症、肥満などがある場合には、血糖コントロールだけでは十分ではありません。

腎臓を守るためにも、心血管疾患を予防するためにも、血糖コントロールに加え、血圧や血中脂質を適正にコントロールし、肥満を改善することが必要です。そのために、薬を使うこともあります。

アドバイス

薬の使い方は、体の状態に合わせて慎重に

糖尿病の薬の種類によっては、副作用として低血糖が起きることがあります。特に腎臓の働きが低下した場合は注意。ステージG４（糖尿病性腎症第４期）以降では使えない薬もあります。

❷腎硬化症が原因のとき

減塩で血圧の上昇を抑える

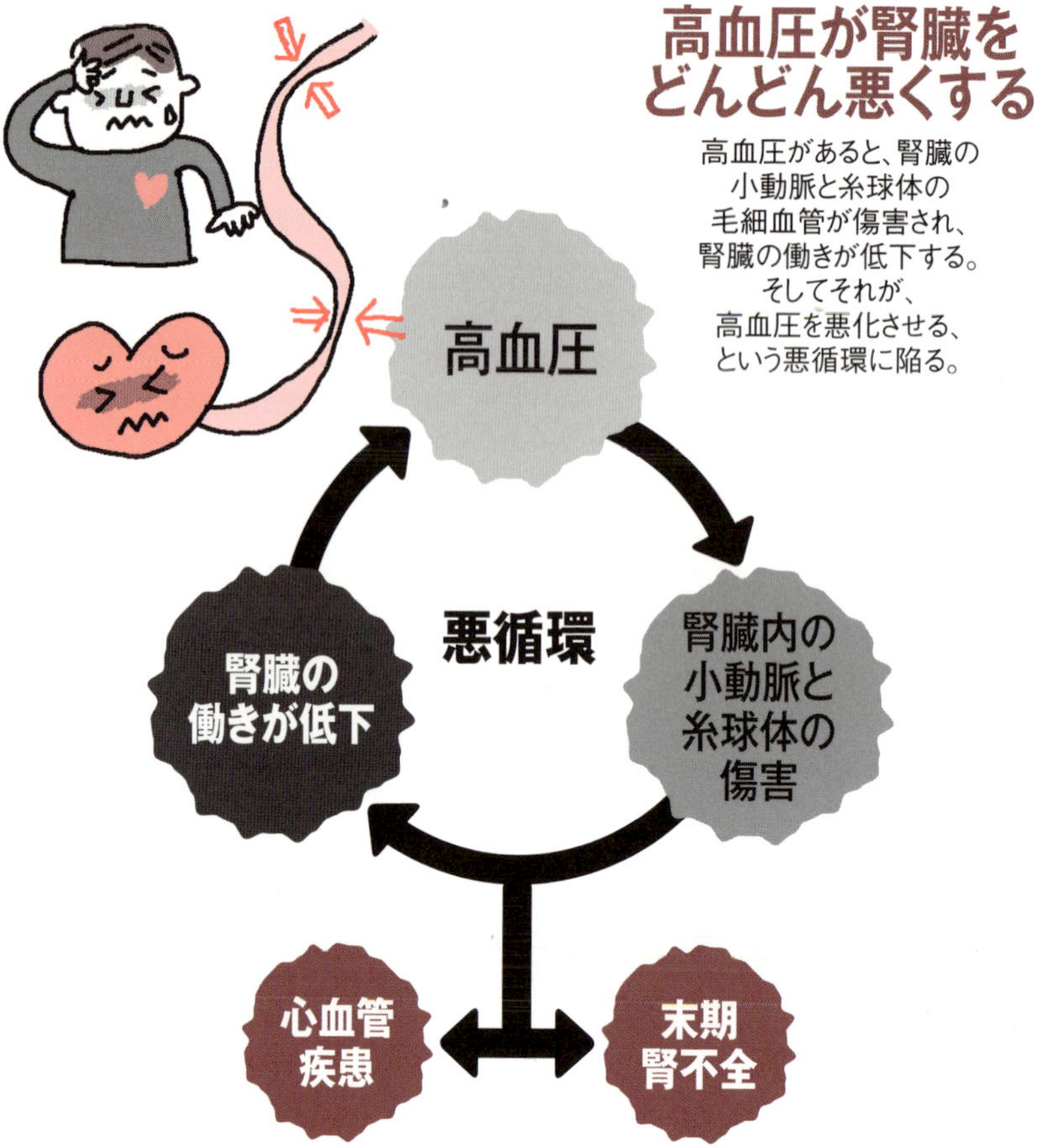
高血圧が腎臓を
どんどん悪くする
高血圧があると、腎臓の
小動脈と糸球体の
毛細血管が傷害され、
腎臓の働きが低下する。
そしてそれが、
高血圧を悪化させる、
という悪循環に陥る。
高血圧
腎臓内の
小動脈と
糸球体の
傷害
腎臓の
働きが低下
悪循環
心血管
疾患
末期
腎不全

高血圧が腎臓の血管、糸球体を傷つける

高血圧によって腎臓の小動脈や糸球体を構成している毛細血管が傷つけられ、腎臓の働きが低下していく病気が腎硬化症です。腎臓には左右両方で200万個ほどの糸球体がありますが、それらの糸球体が高血圧の影響を受けます。その結果、糸球体の数が減っていき、腎臓の働きが低下します。

糸球体の傷害には、高血圧以外にも、脂質異常症や加齢など、さまざまな要因が関係しています。

腎臓の働きが低下すると、余分なナトリウムが体内にたまり、これを排出するために高い血圧を必要とするようになり

たんぱく尿、糖尿病があれば、より降圧が大事

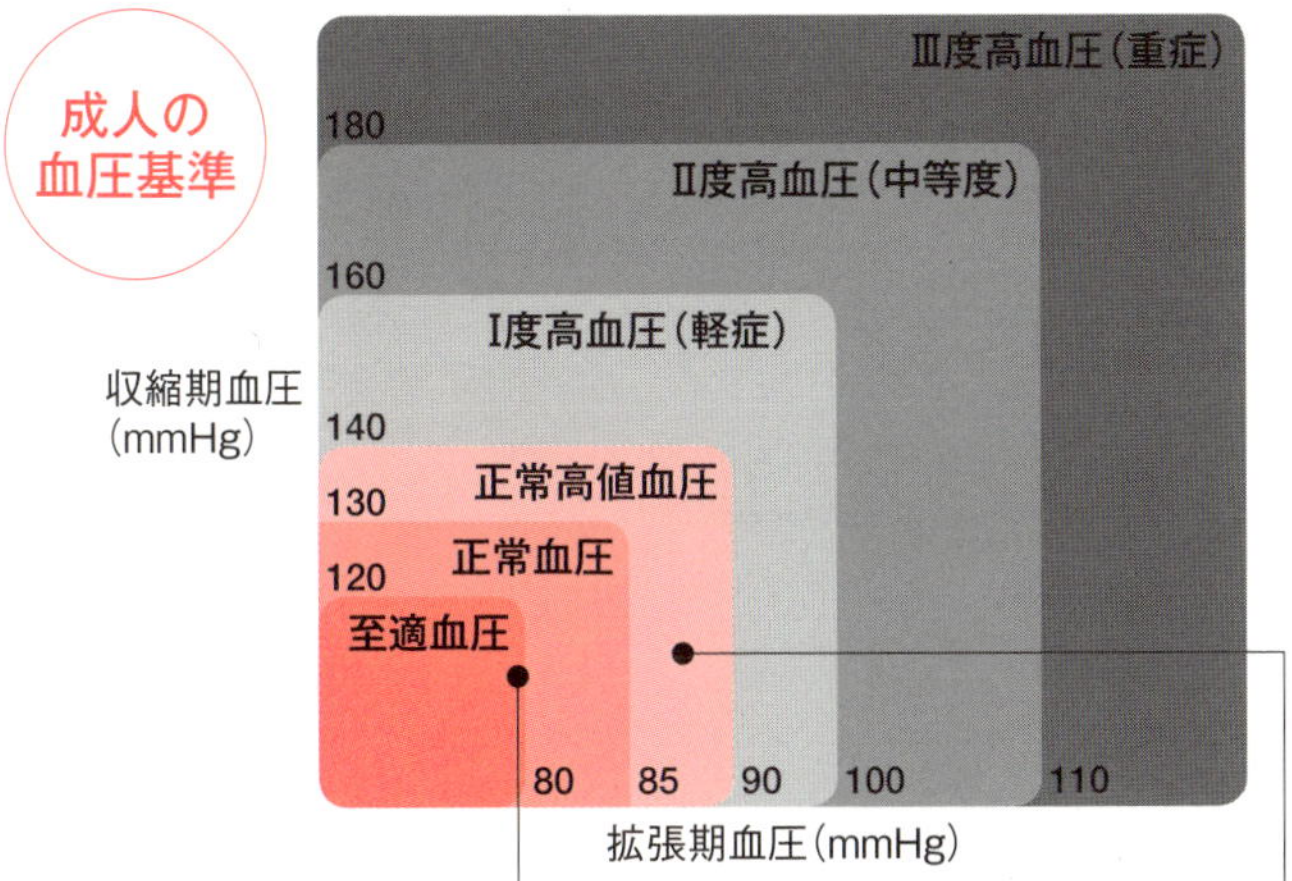

●日本高血圧学会 編『高血圧治療ガイドライン2014』より作成

□尿たんぱくが（＋）または、糖尿病がある

目標

収縮期血圧 130mmHg未満／拡張期血圧 80mmHg未満

たんぱく尿あるいは糖尿病がある場合、高血圧と腎臓の働きを維持する治療が大事。食事療法では減塩と、必要に応じてたんぱく質制限も行う。

□尿たんぱくが（－）で糖尿病がない

目標

収縮期血圧 140mmHg未満／拡張期血圧 90mmHg未満

たんぱく尿もなく糖尿病でもなければ、食事療法での減塩を中心に、高血圧に対する治療を行う。

ます。そのため血圧が高くなりますが、その高い血圧により、腎臓がさらに傷害されるという悪循環に陥ってしまいます。

まずは食事や生活面から悪循環を断ち切る

腎硬化症の治療は、高血圧を改善することが基本となります。目標とする血圧値は、尿たんぱくが出ているかどうか、または糖尿病があるかどうかによって決められています。

その値を目標に、まず塩分摂取量を制限します。1日に3g以上、6g未満が目標です。さらに、肥満がある場合には、その解消も目指します。

腎硬化症になっている場合には、腎臓の血管だけでなく、脳動脈や心臓の冠動脈の動脈硬化も進んでいる可能性があります。高血圧の改善は、心血管疾患を防ぐのにも有効です。

❷ 腎硬化症が原因のとき

改善しにくい高血圧は薬で治療する

尿たんぱくの有無によって使う薬が変わる

食事や運動など、生活習慣の改善を行っても十分に血圧が下がらない場合には、薬による治療が行われます。

降圧薬にはいくつかの種類があり、たんぱく尿がない腎硬化症では、血管を直接広げるカルシウム拮抗《きっこう》薬という降圧薬を用いることが基本になります。たんぱく尿が出ていれば、RAS阻害薬を使います。RAS阻害薬には、ARBとACE阻害薬という2種類があり、このどちらかが選択されます。これらは血圧を上げるアンジオテンシンというホルモンの働きを抑えて血管を広げ、血圧を下げます。利尿薬が使われることもあります。

血圧を下げる主な薬は3種類ある

カルシウム拮抗薬

→血管の収縮を防いで血圧を下げる

血管の細胞にカルシウム（カルシウムイオン）が入ると血管が収縮し、血圧が上がる。この薬は、カルシウムが血管の細胞に入るのを抑えて血管の収縮を防ぎ、血圧を下げる。

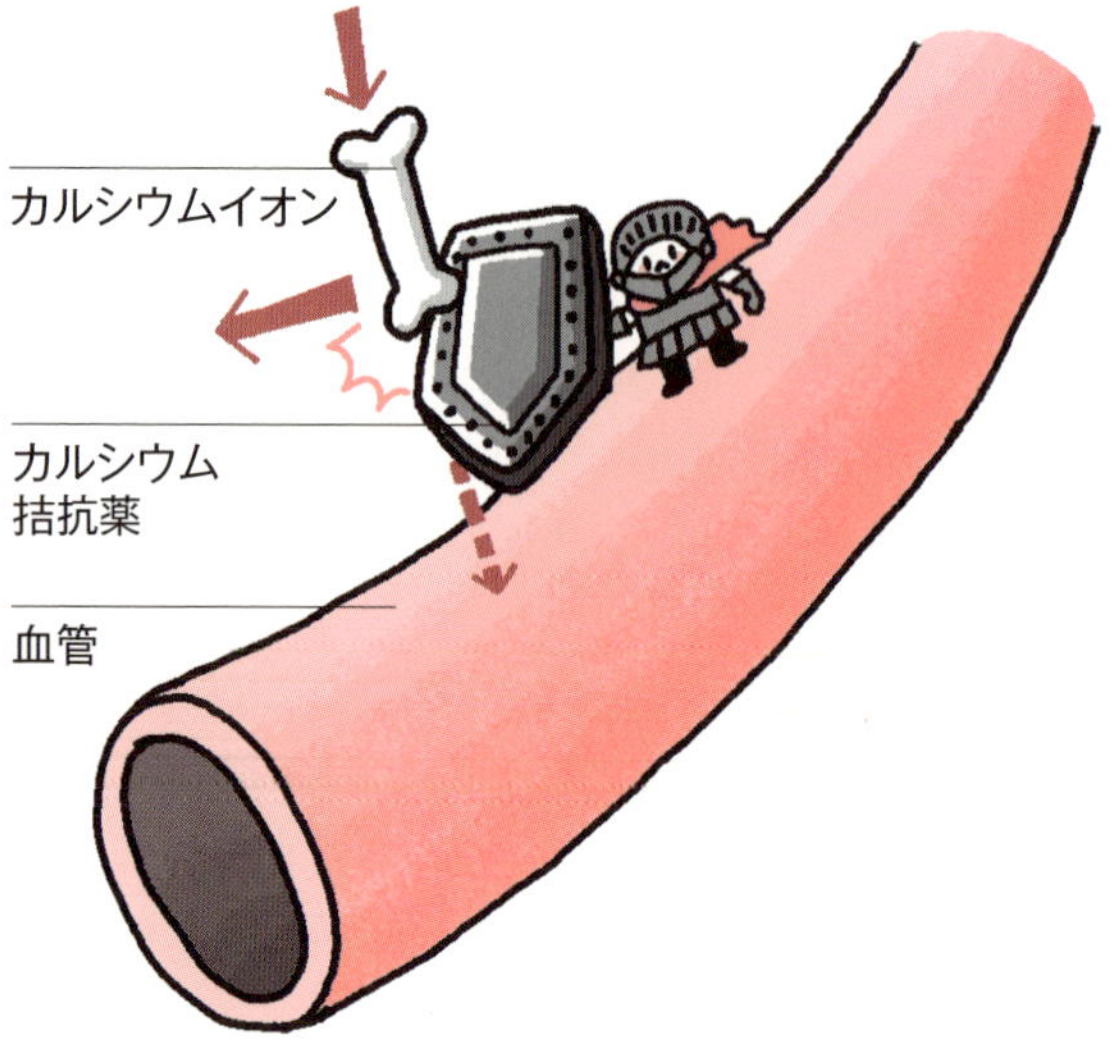

利尿薬

→ナトリウムの排出を促して血圧を下げる

尿をつくるときにナトリウムの再吸収を抑え、尿中に出ていくようにする。それによって体内のナトリウム量が減り、血圧が下がる。

RAS（レニン－アンジオテンシン系）阻害薬

血圧を上げる「レニン」や「アンジオテンシン」というホルモン系に作用して血圧を下げる薬。どちらも同等の効果がある。ACE阻害薬では「空せき」が起こることがある。

ARB（アンジオテンシンⅡ受容体拮抗薬）

→アンジオテンシンⅡの働きを抑える

アンジオテンシンⅡは、全身の血管を収縮させたり、ナトリウムをため込んで体液を増やすことで血圧を上げる。アンジオテンシンⅡの働きを抑える。

ACE（アンジオテンシン変換酵素）阻害薬

→ACEの働きを防いでアンジオテンシンⅡをつくらせない

レニンによりつくられた「アンジオテンシンⅠ」は「ACE」という酵素によって「アンジオテンシンⅡ」となって血圧を上げる。ACEの働きを抑える。

1日2回の血圧測定も効果のある治療の1つ

血圧は24時間安定して下がっていなければなりません。そこで、1日に2回の血圧測定を行い、血圧が安定していることをチェックします。それも腎硬化症の治療につながります。（96ページ参照）

特に気をつけたいのが、昼間の血圧は正常範囲で、夜間だけ高くなっている人です。このような夜間高血圧があると、脳卒中や心筋梗塞などを発症したり、慢性腎臓病が悪化する危険性が高いことがわかっています。夜間血圧は早朝の血圧に反映されるので、早朝の血圧が高い人は夜間高血圧の可能性があります。

夜間の血圧は24時間血圧計（ABPM）を使えば明らかになります。最近では、家庭用の血圧計で夜寝ている間の血圧が測れるものも市販されています。

③慢性腎炎が原因のとき

腎炎を起こす病気の治療が第一

さまざまな病気が、原因となる

慢性糸球体腎炎

↓

糸球体に炎症を起こす

代表的なものが4つある。

IgA腎症

糸球体の毛細血管に囲まれた部位に炎症が起こり、腎臓の働きが低下する。慢性糸球体腎炎の中では最も多い(114ページ参照)。

膜性増殖性糸球体腎炎

糸球体の毛細血管の壁が厚くなり、腎臓の働きが低下する。比較的まれな病気だが、腎不全に進行しやすい。

膜性腎症

大量のたんぱく尿が出るのが特徴。ネフローゼ症候群の原因となることが多い。

放っておくと、透析療法のリスクが高い

慢性に経過する腎炎は大きく分けて、糸球体腎炎と間質性腎炎があります。

糸球体に慢性的な炎症を起こす病気を慢性糸球体腎炎といいます。自覚症状はほとんどありませんが、発症すると、たんぱく尿や血尿が出るようになります。

慢性糸球体腎炎は1つの病気ではなく、糸球体に慢性的な炎症が起こる病気の総称です。代表的な病気として、IgA腎症、膜性腎症、膜性増殖性糸球体腎炎、巣《そう》状《じょう》糸球体硬化症などがあります。また、膠原病《こうげんびょう》*1が原因となることもあります。

腎臓の間質というところに慢性的に炎症を起こすのが慢性間質性腎炎です。薬

*1「全身性エリテマトーデス」など。

Q　「ネフローゼ症候群」って何？

A　糸球体の異常によって、大量のたんぱく質が尿に出て、そのために血液中のたんぱく質が減ってしまうのがネフローゼ症候群です。たんぱく尿、低たんぱく血症、むくみ、脂質異常症などの症状が現れます。

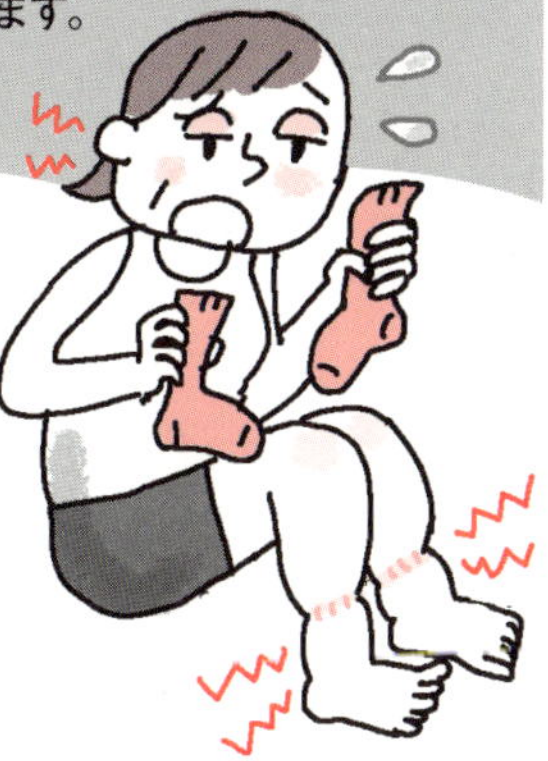

慢性間質性腎炎

↓

糸球体の周囲の間質に炎症を起こす

巣状糸球体硬化症

糸球体の一部が硬くなり、腎不全に進行しやすい。ネフローゼ症候群になることもある。

の影響や膠原病[*2]など、さまざまな原因で起こります。

腎炎は進行して透析療法が必要になることも少なくありません。透析療法を始める原因の第1位は糖尿病性腎症ですが、慢性腎炎は第2位を占めています。

薬物療法を中心に腎臓を守る生活をする

慢性腎炎の治療では、その原因を取り除くことが大事です。

しかし、原因が不明なことがほとんどで、その場合、病気を完治させる治療法は、一部の腎炎を除いて今のところありません。そこで、腎臓の働きをできるだけ低下させないことを目的として、薬物療法を中心とした治療が行われます。

腎臓に負担をかけないためには食事療法も重要で、腎臓を守る生活を心がける必要があります。

*2「シェーグレン症候群」など。

③慢性腎炎が原因のとき

IgA腎症は、ステロイドで進行を抑える

炎症が起こる原因は、わかっていない

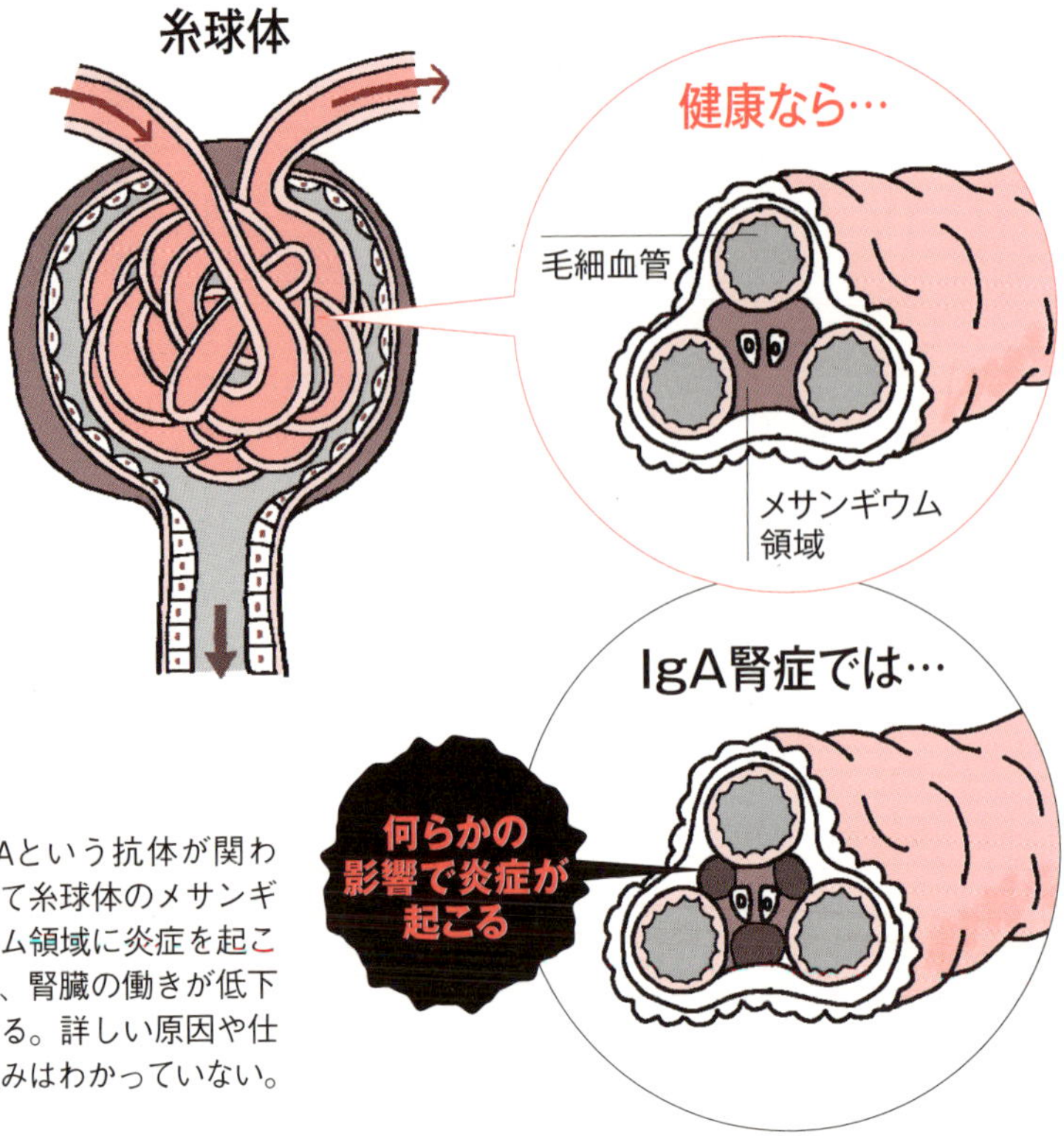

IgAという抗体が関わって糸球体のメサンギウム領域に炎症を起こし、腎臓の働きが低下する。詳しい原因や仕組みはわかっていない。

体を守る働きがあるIgAが糸球体に沈着する

慢性糸球体腎炎の中で、日本人に最も多いのがIgA腎症です。全体の約半数を占めています。

IgAは、体内に侵入した異物を排除する抗体の一種です。IgA腎症がどのようにして起こっているのかは、まだ明らかになっておらず、さまざまな説があります。

何らかの抗原に対してIgAが結合して、その複合体が糸球体に沈着するという説、IgAそのものに異常があるため、IgA同士がくっついて何らかのメカニズムで糸球体に炎症を起こすという説もあります。

薬を軸に、食事と生活を改めていく

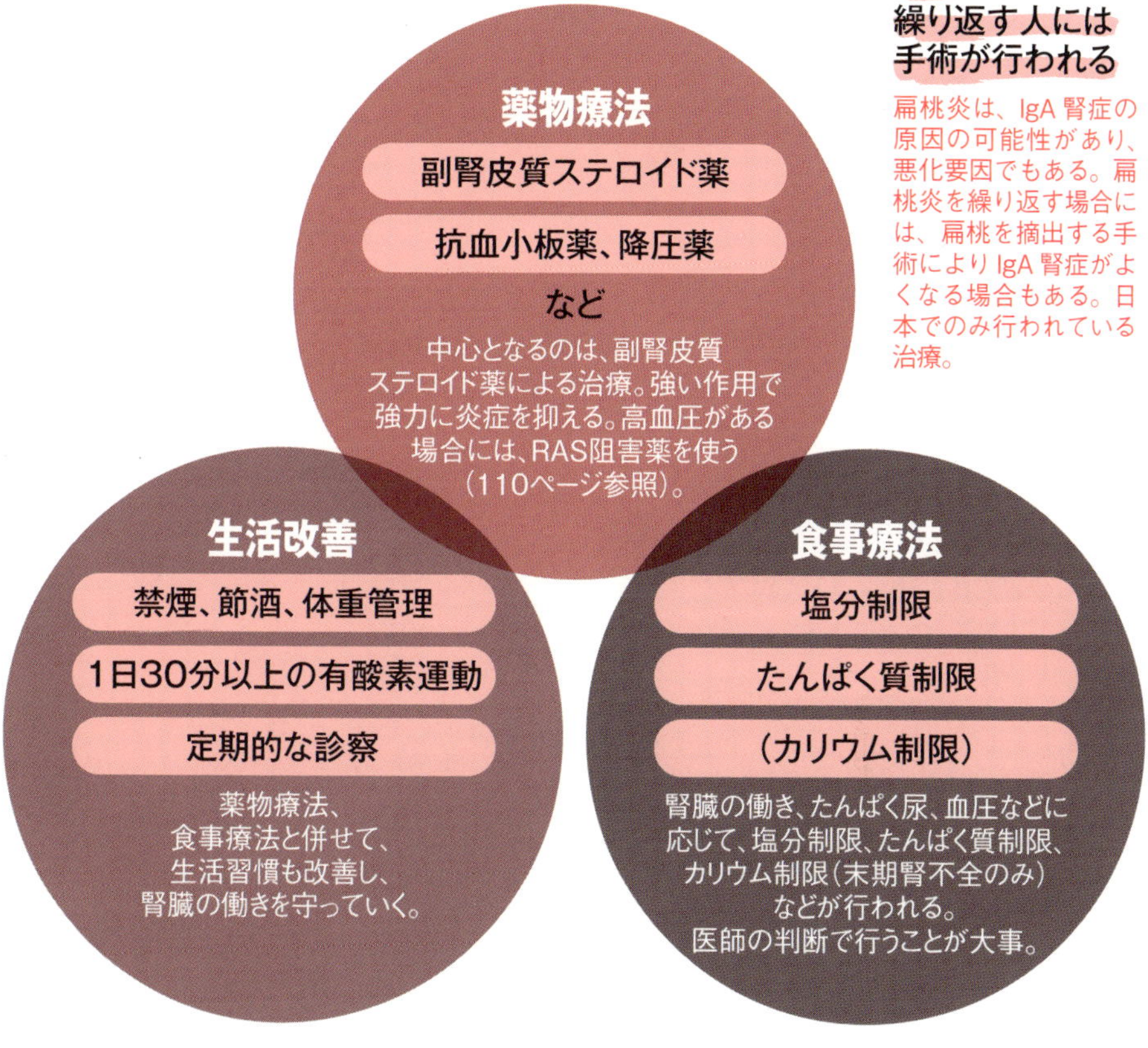
薬物療法
副腎皮質ステロイド薬
抗血小板薬、降圧薬
など
中心となるのは、副腎皮質ステロイド薬による治療。強い作用で強力に炎症を抑える。高血圧がある場合には、RAS阻害薬を使う（110ページ参照）。
生活改善
禁煙、節酒、体重管理
1日30分以上の有酸素運動
定期的な診察
薬物療法、食事療法と併せて、生活習慣も改善し、腎臓の働きを守っていく。
食事療法
塩分制限
たんぱく質制限
（カリウム制限）
腎臓の働き、たんぱく尿、血圧などに応じて、塩分制限、たんぱく質制限、カリウム制限（末期腎不全のみ）などが行われる。医師の判断で行うことが大事。

プラスα
扁桃炎《へんとうえん》を繰り返す人には手術が行われる

扁桃炎は、IgA腎症の原因の可能性があり、悪化要因でもある。扁桃炎を繰り返す場合には、扁桃を摘出する手術によりIgA腎症がよくなる場合もある。日本でのみ行われている治療。

IgA腎症の多くは、ほかの糸球体腎炎と同様に自覚症状がないため、健康診断などの尿検査が発見のきっかけとなります。

確実に診断するためには、腎生検（100ページ参照）を行い、IgAが糸球体に沈着していることを確認する必要があります。

透析療法への移行を少しでも遅らせる

尿たんぱくが多い場合、治療の中心となるのは、副腎皮質ステロイド薬による薬物療法です。

これには内服薬を使用する「経口ステロイド療法」と、点滴を集中的に投与する「ステロイドパルス療法」があります。

これらの治療に、食事療法や生活習慣の改善も加え、できるだけ腎臓の働きを残し、透析療法への移行を遅らせるようにします。

脂質異常症の人は

食事、運動、薬でコレステロールを減らす

動脈硬化は全身の血管で起こっている

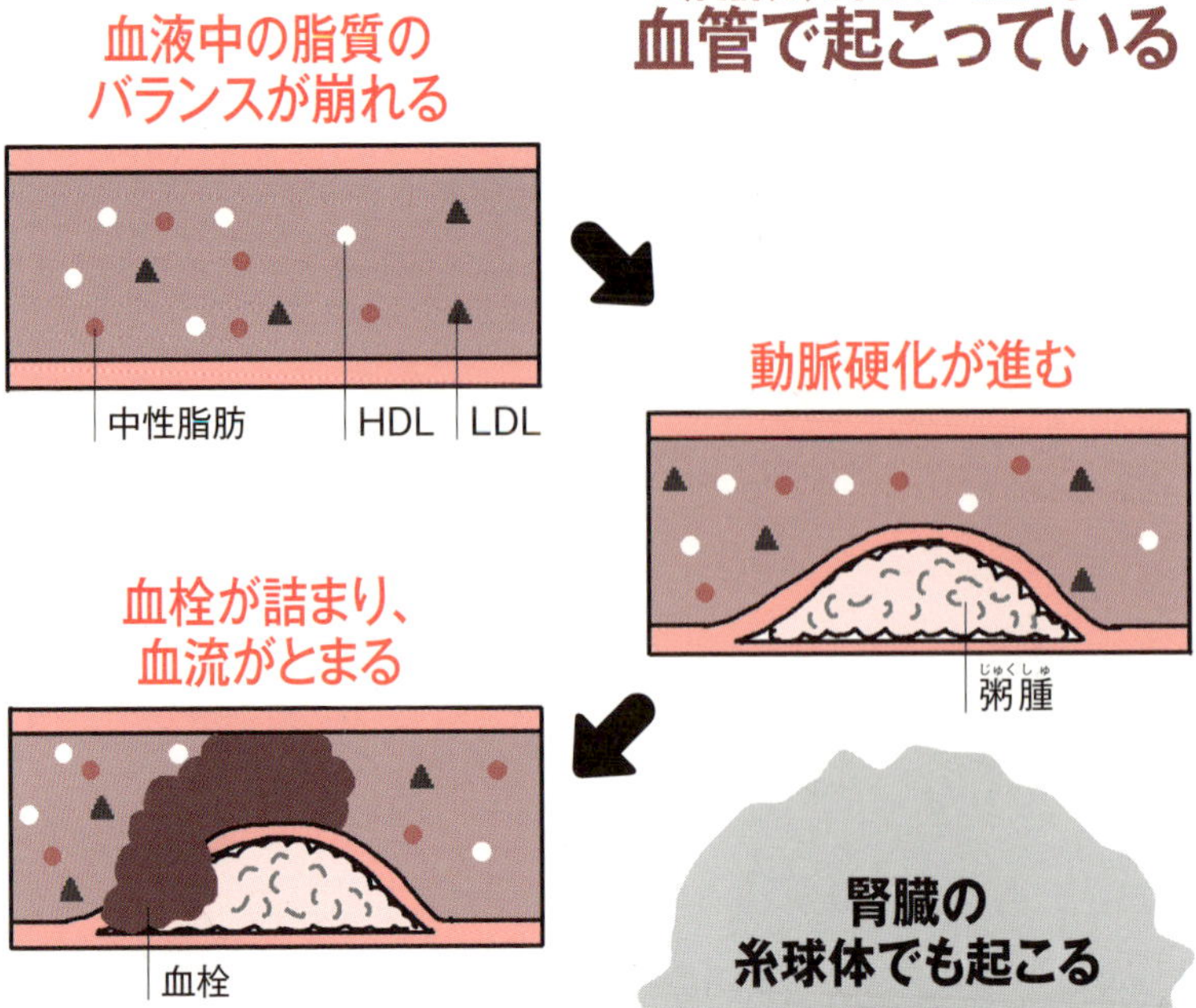
血液中の脂質のバランスが崩れる
中性脂肪
HDL
LDL
動脈硬化が進む
粥腫《じゅくしゅ》
血栓が詰まり、血流がとまる
血栓

コレステロールなどが血管壁に入り込み、粥状動脈硬化が起きると、全身の血圧が上がりやすくなる。血管の内腔《ないくう》が狭くなって血流も悪くなる。粥腫が破れると血栓ができ、血管が詰まってしまうこともある。

腎臓の糸球体でも起こる

脂質異常症は糸球体も傷害する。血圧の上昇と合わさって、腎臓の働きを低下させる。

脂質異常症は、2つのルートから腎臓を傷つける

脂質異常症があると、全身の血管で動脈硬化が進みます。全身の動脈硬化が進行すると、血圧が高くなり、これも腎臓の働きを低下させることにつながります。また、腎臓の糸球体も傷害され、血液をろ過する働きは低下します。

つまり、脂質異常症は、全身の動脈硬化と糸球体の傷害という2つのルートから、腎臓の働きを低下させることになるのです。

全身の動脈硬化は心筋梗塞や脳卒中などの心血管疾患の原因ともなります。脂質異常症をしっかり治療する必要があるのです。

目標は、LDLコレステロール値120mg／dL未満

脂質異常症の診断基準

- □ LDLコレステロール値 140mg/dL以上
- □ HDLコレステロール値 40mg/dL未満
- □ 中性脂肪値 150mg/dL以上

いずれか1つに当てはまれば、脂質異常症。

食事療法

●エネルギー量を適正に

●コレステロール値を下げる食材に変える（野菜、果物、青背の魚、植物油、大豆）

薬物療法

●スタチン

●抗血栓薬

など

生活改善

●禁煙

●適度な運動

目標

LDLコレステロール値

120mg/dL

未満

治療は食事療法と生活改善が中心となる。診断基準は3項目あるが、治療ではＬＤＬコレステロール値が指標。

脂質のとりすぎ、肥満の改善が第一

脂質異常症の治療は食事療法が基本です。コレステロール値を上げる肉類や乳製品を減らし、コレステロール値を下げる水溶性食物繊維の多い野菜や果物、大豆、青背の魚、植物油などを積極的にとるようにします。肥満は血中脂質を上げます。その改善にも取り組みます。必要があれば、薬も服用します。

アドバイス

食事の問題点を見つけることから始めましょう

肉類が好き、間食が多い、いつもおなかいっぱい食べるなど、脂質が多くなりやすいポイントがあるはずです。何が問題かがわかれば、改善方法を見つけやすくなります。

高尿酸血症の人は

プリン体制限と節酒、薬で悪循環を断つ

2つの病気はお互いを悪くする

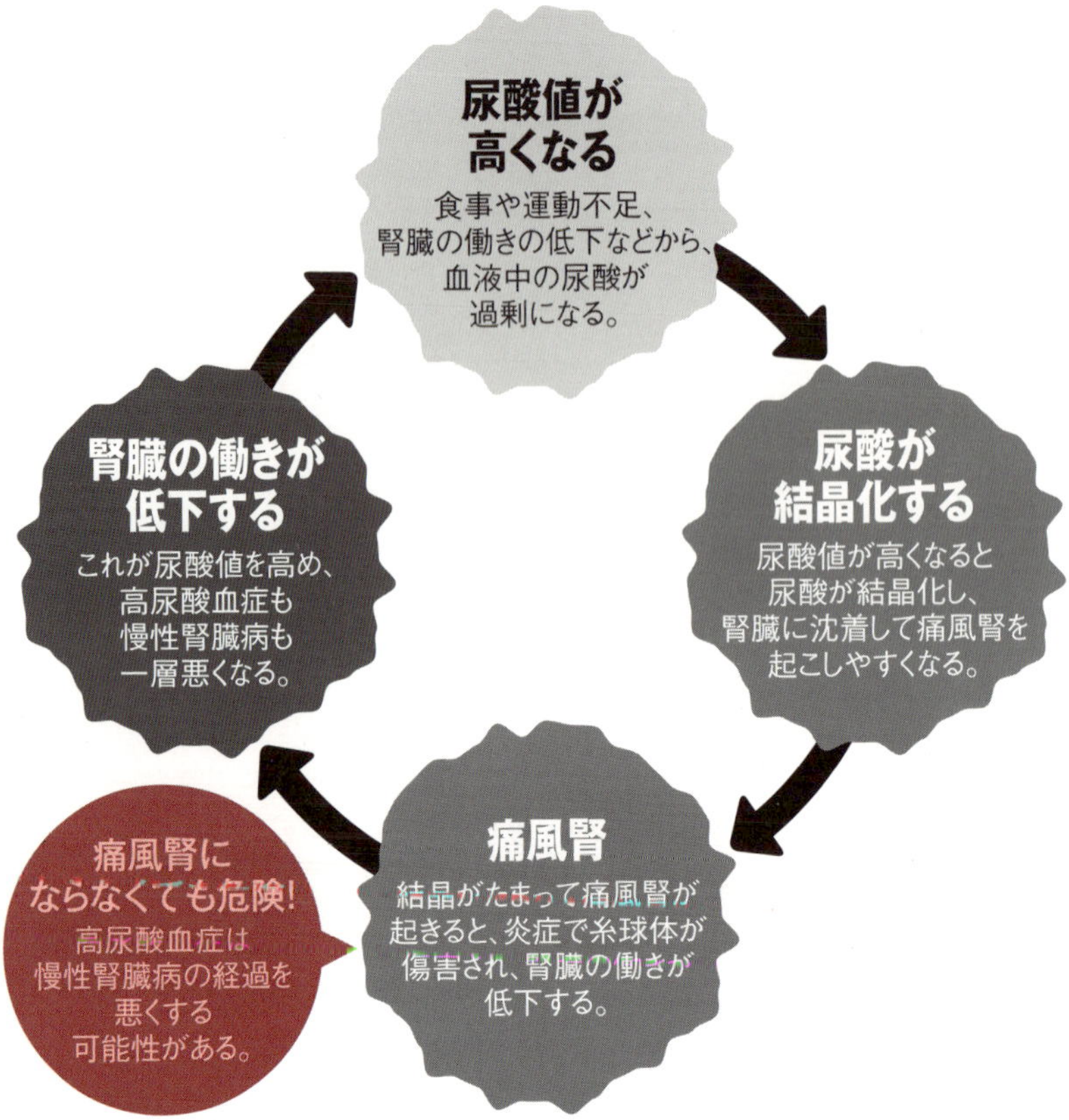
尿酸値が高くなる
食事や運動不足、腎臓の働きの低下などから、血液中の尿酸が過剰になる。
尿酸が結晶化する
尿酸値が高くなると尿酸が結晶化し、腎臓に沈着して痛風腎を起こしやすくなる。
痛風腎
結晶がたまって痛風腎が起きると、炎症で糸球体が傷害され、腎臓の働きが低下する。
腎臓の働きが低下する
これが尿酸値を高め、高尿酸血症も慢性腎臓病も一層悪くなる。
痛風腎にならなくても危険！
高尿酸血症は慢性腎臓病の経過を悪くする可能性がある。

増えすぎた尿酸は慢性腎臓病を悪化させる

尿酸は体内でつくられる老廃物の一種です。血液中の尿酸は尿とともに排出され、体内の濃度は一定に保たれています。ところが、過食や運動不足が原因で過剰につくられたり、腎臓の働きが低下して十分に排出されなかったりすると、血液中の尿酸が過剰になることがあります。

血清尿酸値が7.0mg／dLを超えているのが高尿酸血症で、尿酸が多いと血液中で結晶化しやすくなります。痛風発作は、この結晶が足指の関節などにたまって起こります。結晶が腎臓にたまり、炎症を起こすのが痛風腎です。痛風腎は腎臓の働きを悪化させ、高尿酸血症を悪化させ

治療には、食事と薬の両方が必要

プラスα

尿路結石にも要注意

尿が酸性に傾いていると、尿酸が溶けにくくなる。そのため、尿の中で尿酸の結晶が増え、尿路結石ができてしまうことがある。

食生活の改善

- エネルギー量を適正に
- プリン体の摂取制限（1日400mg未満）
- アルカリ性食品を多くとる
- 十分な水分摂取
- 節酒

尿酸の原料となるプリン体をとりすぎないようにする。エネルギーのとりすぎにも注意する。

薬物療法

- 尿酸生成抑制薬
- 尿酸排泄促進薬
- 尿アルカリ化薬

主な薬は、体内で尿酸ができるのを抑える「尿酸生成抑制薬」と尿酸の排泄を進める「尿酸排泄促進薬」。尿路結石になったことのある人は、酸性になった尿をアルカリ性にする「尿アルカリ化薬」を使うこともある。

ます。最近ではあまり見られなくなりましたが、痛風腎にならなくても、高尿酸血症は慢性腎臓病の経過を悪くする可能性があります。

プリン体の多い食品を控え、食べすぎをやめる

高尿酸血症の治療は、食生活の改善が中心です。尿酸はプリン体が分解されてできる老廃物なので、プリン体を多く含む食品を控えるようにします。

また、肥満も関係するため、運動を行って肥満の改善につとめます。それで十分な効果が得られなければ、薬による治療が行われます。

尿酸値が高い人は、多くの場合、高血圧、脂質異常症など、他の生活習慣病も併せもっています。生活習慣病の改善は、それぞれ単独ではなく、全体として何をすべきかを考えます。

慢性腎臓病の症状があれば

体の状態を見ながら、1つ1つ改善する

症状はさまざま。重なって現れることもある

夜間尿・頻尿

腎臓の働きが低下すると、尿を濃縮する能力も低下する。そのため、薄い尿をたくさん出すことになり、排尿回数が増えたり、夜間もトイレに行くようになったりする。

対策

- 寝る前には必ずトイレに行く
- トイレは我慢しない

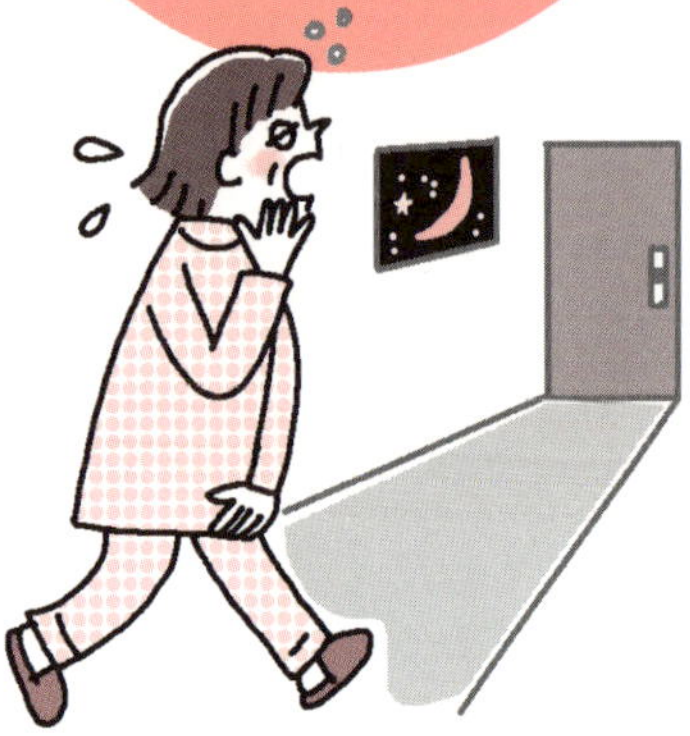

むくみ

ろ過機能が低下すると、体内のナトリウム（塩分）を十分に排出できなくなる。水と一緒になって体内に残るため、体液が過剰になってむくみが生じる。

治療

- 塩分摂取量を減らす
- 利尿薬

病気が進行すると症状が現れやすくなる

慢性腎臓病が進行しても、多くの場合、自覚症状はほとんど現れません。

しかし、尿を濃縮する能力が低下して尿量が増えたり、余分な塩分を十分排出できないためにむくみが起こることがあります。

また、腎臓はホルモンを分泌しているので、それが出なくなることで体調不良になる人もいます。

こうした症状に対しては、1つ1つ原因を明らかにし、適切に治療していく必要があります。現れている症状を見逃さないことが大切です。

*「慢性腎臓病における骨ミネラル代謝異常」という。

骨の異常

腎臓が悪くなるとビタミンDが活性化されないため、腸からのカルシウム吸収が不足する。また、リンの排泄が減るため、カルシウムとリンのバランスが悪くなり、骨が弱くなる。血管の傷害も進む*。

治療

- たんぱく質摂取制限
- リン吸着薬を使う
- 活性型ビタミンD製剤を使う

貧血、それによるだるさ、倦怠感《けんたいかん》

赤血球が少なくなると、腎臓から造血ホルモンが分泌され、骨髄が赤血球をつくる。腎臓が傷害され造血ホルモンが分泌されないと、貧血になってしまう（腎性貧血）。だるさ・倦怠感を感じることもある。

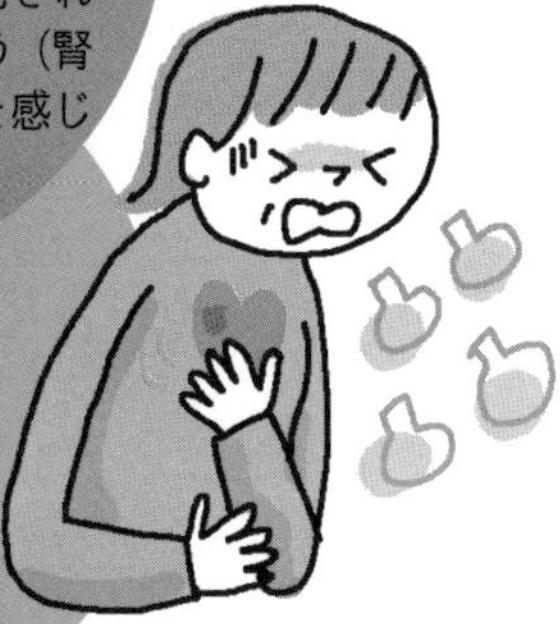

治療

- 赤血球造血刺激因子製剤（注射）

高カリウム血症

腎臓の働きが低下すると、血液中のカリウムの濃度が上昇しやすくなる。糖尿病があるとこの傾向が強い。降圧薬のRAS阻害薬も原因になることがある。不整脈を起こし、死に至ることも。

治療

- カリウムを多く含む生野菜や果物の摂取を控える
- 陽イオン交換樹脂を使う

食欲不振・吐き気・嘔吐《おうと》

腎臓の働きが低下すると、血液中に老廃物が増える。こうして尿毒症になると、食欲不振や悪《お》心《しん》といった消化器症状が現れるようになる。

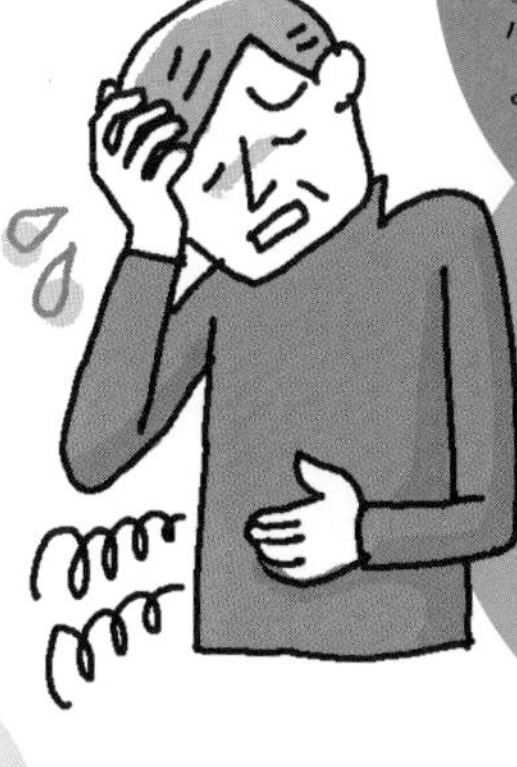

治療

- たんぱく質制限
- 十分なエネルギーの摂取
- 球形吸着炭を使う

症状かな？と思ったら相談を

これらの症状は、慢性腎臓病の症状なのかどうかわかりにくい。気になる症状が現れたときには、放っておかず、早めに医師に相談する。

覚えておきたい!

末期腎不全に進んでも、しっかり元気に長生き!

ステージが進んでも治療を続けることが大事

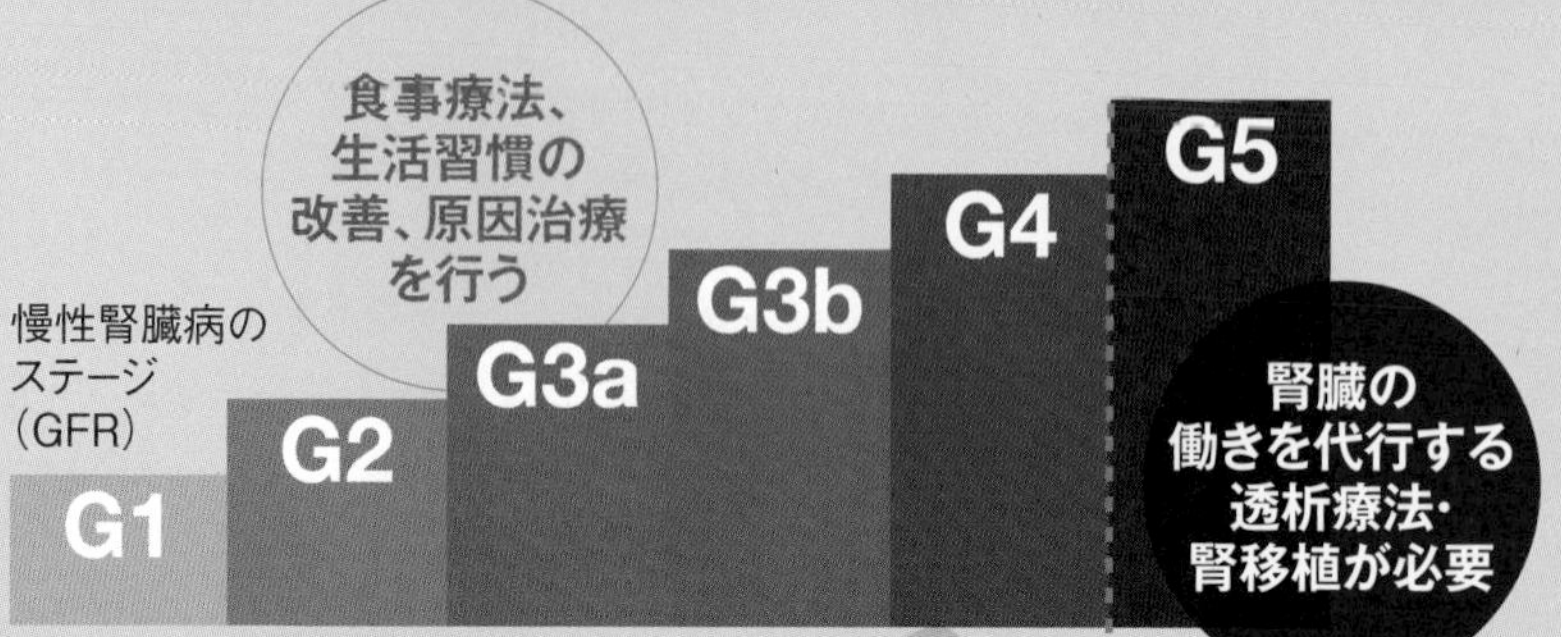
食事療法、生活習慣の改善、原因治療を行う
慢性腎臓病のステージ（GFR）
G1
G2
G3a
G3b
G4
G5
腎臓の働きを代行する透析療法・腎移植が必要

Good case!

透析を続けて40年以上元気に!

透析療法を受け、40年以上元気に過ごしている人もいます。食事などである程度の制限は必要ですが、できることは健康な人とあまり変わりません。貧血に対する治療や骨の異常に対する治療が進んだことで、透析療法を受けながら、元気に生きていけるようになっているのです。

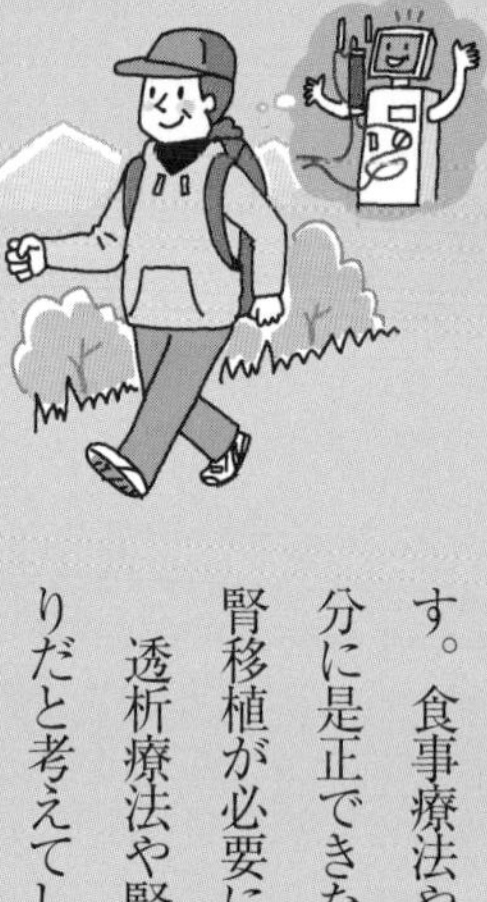

腎臓の働きが正常時の15％未満に低下したステージG5は、末期腎不全の状態。自分の腎臓の働きでは、血液を十分にきれいにすることができない。

末期腎不全は、“終わり”ではない

慢性腎臓病が進行し、ステージがG5まで低下した状態を末期腎不全といいます。この段階では、体内の余分な水分や老廃物を排出するのが困難になってきます。食事療法や薬でも、血液の状態を十分に是正できない場合には、透析療法や腎移植が必要になります。

透析療法や腎移植というと、もう終わりだと考えてしまう人がいますが、それは違います。透析療法や腎移植を受けた患者さんには、実際に元気で長生きしている人が大勢います。元気に生きていくために、透析療法や腎移植を受けるのです。

透析療法や腎移植が必要となったときに、スムーズに移行すれば、体にとって負担が少なくてすみます。

透析療法は年齢やライフスタイルで選ぶ

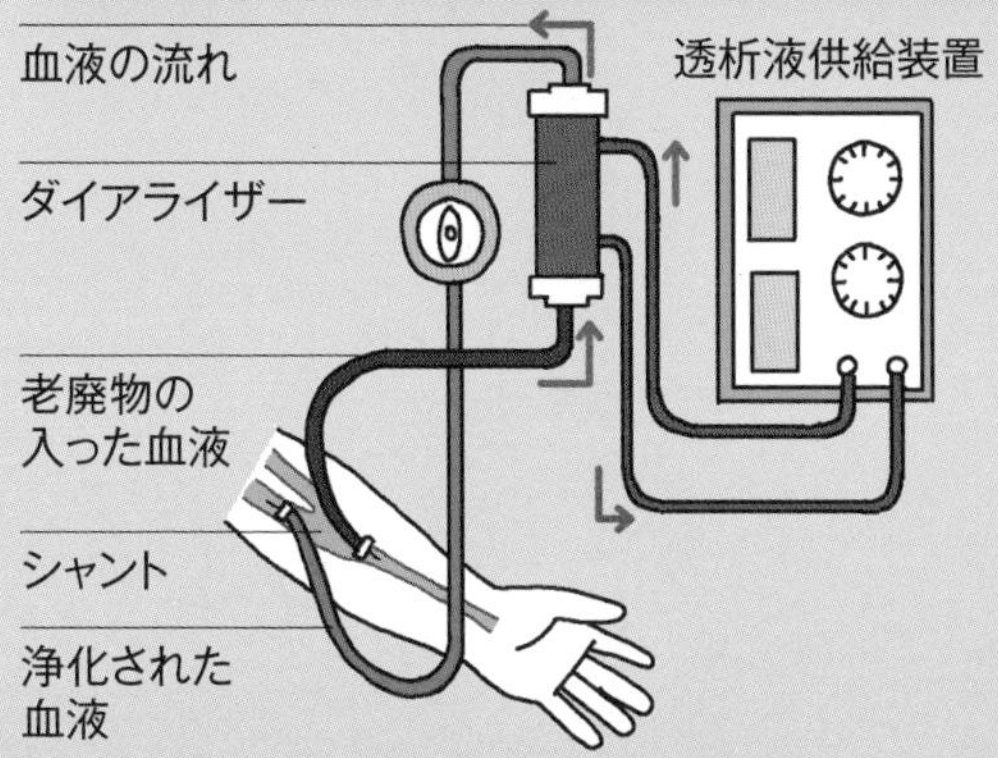

血液透析

- 週3日、通院して行う
- 1回につき、4～5時間かかる
- 一生続けていける

腕の静脈を動脈につないでつくったシャントから、血液をとり出し、ろ過器であるダイアライザーに通す。老廃物や余分な水分を取り除いた血液を、シャントから血管に戻す。

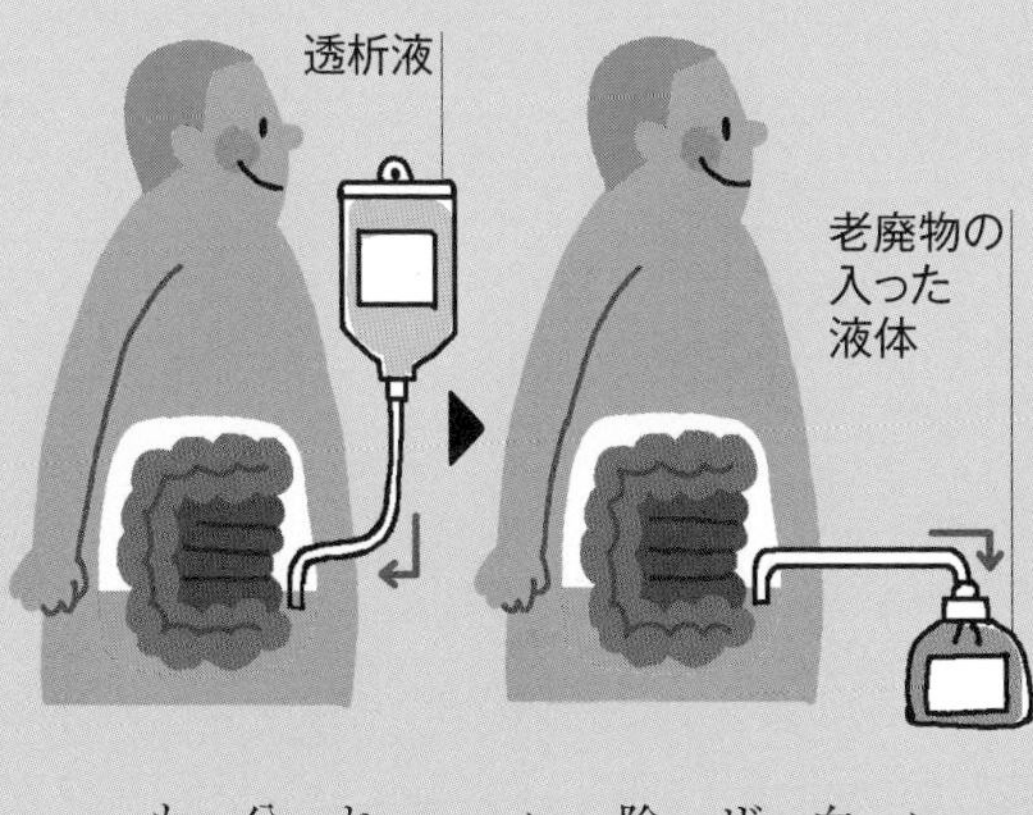

腹膜透析

- 1日3～4回、
  自宅でも外出先でもできる
- 通院は月に1～2回
- 4～5年で血液透析に移行

腹腔《ふくくう》内に透析液を入れておくと、血液中の老廃物や余分な水分が、腹膜を通して透析液の中に出てくる。一定時間が経過したら、老廃物などを含んだ透析液を体外に出す。

担当医と相談して前もって十分に正しい情報を学び、必要な準備をするようにします。

治療法は血液透析、腹膜透析か腎移植

腎臓の働きを代行する治療には、人為的に血液をきれいにする透析療法と、健康な腎臓を移植する腎移植があります。

透析療法には、血液透析と腹膜透析という2つの方法があります。血液透析は、血液を体の外に循環させて、ダイアライザーを通して余分な水分や老廃物を取り除きます。透析療法で最もよく行われている方法です。

腹膜透析は、おなかの中に透析液を入れ、腹壁や内臓を覆う腹膜を介して、余分な水分や老廃物を除去します。自宅でも外出先でも行える方法です。

腎移植は、健康な人から腎臓の提供を

水分摂取とシャントの管理が大切になる

食事療法

摂取エネルギー量	1日当たり標準体重×30〜35kcal
塩分	1日6g未満
たんぱく質	1日当たり標準体重×0.9〜1.2g
カリウム	1日2000mg以下

進行した慢性腎臓病の食事療法より制限は緩和されるが、状態により異なる。

水分制限

→体内の水分量を約60%に保つ

透析を行った直後の体の水分量は、体重の約60%。このときの体重をドライウエイトという。次の透析までの体重増が、中1日なら3%、中2日なら5%以内になるように、水分摂取量を制限する。

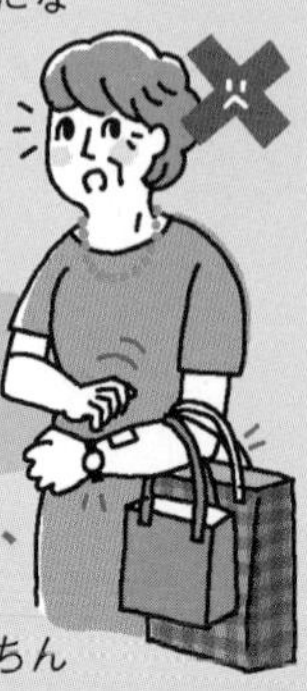

運動

→体調を見ながら無理のない範囲で

透析療法を受けていても運動は必要。心肺機能や筋力をよい状態に保つために、無理のない運動がすすめられる。状態により異なるので、医師に相談する。

シャントの管理

→負担をかけないようにして、清潔に

針を刺す部分であるシャントは、きちんと管理することで長持ちさせることができる。感染を防ぐために清潔に保ち、圧迫しないようにする。

受ける生体腎移植と、亡くなった方から提供を受ける献腎移植があります。

日本で多いのは生体腎移植です。移植後は免疫抑制薬を飲む必要がありますが、ほぼ通常の生活が可能になります。

現在では、血液型が合わなくても移植は可能です。

透析療法を始めると食事制限は緩やかに

透析療法を受けている人も、その状態に応じて、水分摂取量や食事を制限する必要があります。

しかし、食事のたんぱく質摂取量やカリウム摂取量は、透析療法を開始する前に比べると、制限が緩和されます。透析療法で老廃物などを取り除けるためです。特に腹膜透析ではカリウム制限は不要になります。

透析療法には、守るべきことがありま

前向きに治療を続けていくために

point 1 これまでの趣味や楽しみを続ける

趣味は人生を充実させ、生きがいにつながる。できるだけ続けたほうがよい。

point 2 家の外での交流、仕事を続ける

なるべく家にこもらないようにしたい。人との交流は続けたほうがよく、仕事も無理のない範囲で続ける。

point 3 不安や体調の変化を話せる人をつくる

不安なく毎日を過ごすためには、医師や看護師などの医療者のほか、家族、友人とのコミュニケーションをよくしておく。

point 4 公的支援制度をしっかり利用する

身体障害者手帳を取得し、さらに公的な支援制度を積極的に利用するとよい。それによって生活の範囲を広げ、充実した生活を送ることが可能になる。公的支援制度については、医療ソーシャルワーカーに相談する。

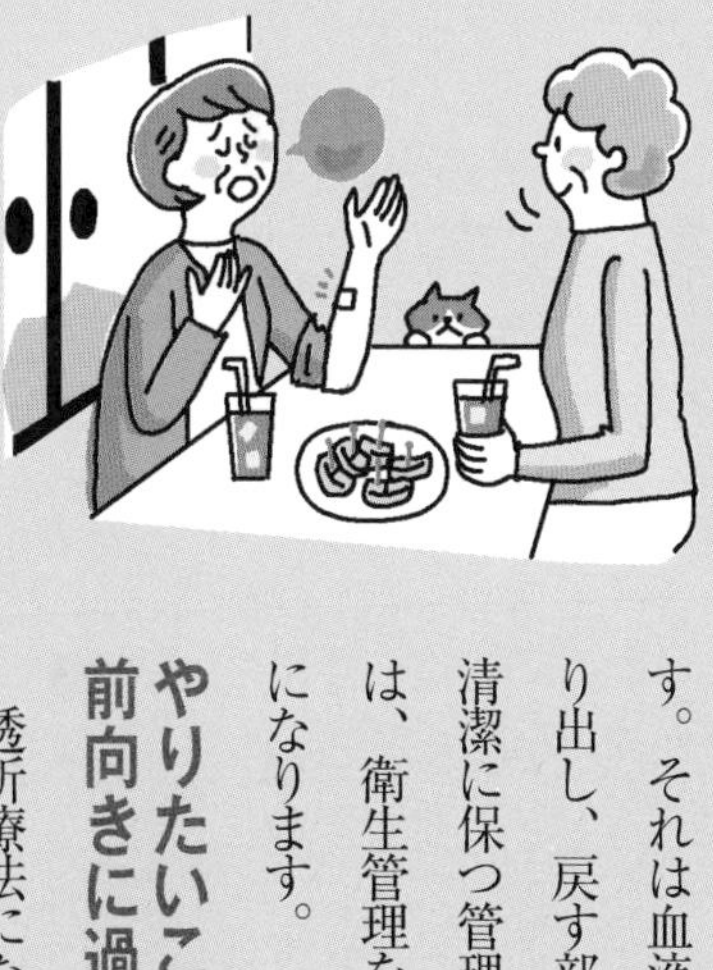

！ 血液透析中でも、旅行に行ける

血液透析を終えた日に出発し、帰った翌日に透析を受ける２泊３日の旅行なら気楽に行ける。それより長い場合は、旅行先で透析を受けるので、医療機関を通じて透析条件などを伝えておく必要がある。準備さえすれば海外旅行も可能だ。

す。それは血液透析であれば、血液を取り出し、戻す部分であるシャントを常に清潔に保つ管理が必要です。腹膜透析では、衛生管理をきちんと行うことが必要になります。

やりたいことをあきらめず、前向きに過ごす

透析療法にならないことを目標に治療を続けてきた人にとって、透析療法を開始するのはショックなことです。

しかし、透析療法は生きていくための手段です。元気に前向きに治療を続けていきましょう。

これからの生活を充実したものにしていくためにも、やりたいことがあったら、あきらめずにチャレンジしましょう。不安なことがあれば、医師や看護師に相談しましょう。

あとがき

腎臓は、体が常に良好な状態にあるよう、監視し整えている重要な臓器です。
私たちが毎日、好きなように飲んだり食べたりできるのは健康な腎臓のおかげです。
しかし、慢性腎臓病で腎臓の働きが低下すると、
ほとんどの場合、元に戻ることはありません。
慢性腎臓病と診断された人の中には、愕然として何も手につかなくなったり、
これからの人生に不安を抱いている人もいるでしょう。
今までの楽しみをあきらめ、静かに過ごそうとする人もいるかもしれません。

しかし、「慢性腎臓病＝元気に暮らすことができない」わけではありません。
腎臓が傷害されていても、働きが低下していても、
適切な治療を続けていけば、今の働きを維持することができます。
たとえ、徐々に進行して透析療法や腎移植が必要になっても、
上手に治療を続ければ、元気に長生きすることはできるのです。

また、治療を続けるためには、正確な知識も必要です。
ご自分の腎臓がどのような状態なのか、その状態を維持するために何が必要なのか、
ということを常に正しい知識をもとに理解しておく必要があります。

本書では、慢性腎臓病はどのような病気なのかをわかりやすく解説し、

慢性腎臓病の治療で特に重要な「食事療法」と「生活習慣の改善」について、今の生活を少し工夫するだけで、負担が少なく簡単にできる方法を紹介しています。

長く続けていく治療の中で最も大切なのは、自分の楽しみや生きがいを失わずに、前向きに取り組んでいくこと。本書を参考に、「慢性腎臓病で元気に長生き！」すなわち、「一病息災」を目指していただければ、幸いです。

独立行政法人
地域医療機能推進機構
東京高輪病院院長
木村　健二郎

参考文献

『CKD診療ガイド2012』
日本腎臓学会編
（東京医学社）

●

『エビデンスに基づく
CKD診療ガイドライン2013』
日本腎臓学会編集（東京医学社）

●

『慢性腎臓病 生活・食事指導
マニュアル～栄養指導実践編～』
日本腎臓学会監修（東京医学社）

●

『慢性腎臓病に対する
食事療法基準　2014年版』
日本腎臓学会編（東京医学社）

●

『糖尿病治療ガイド2014-2015』
日本糖尿病学会編・著（文光堂）

●

『別冊NHKきょうの健康
慢性腎臓病（CKD）』
富野康日己 総監修（NHK出版）

●

『手術後・退院後の安心シリーズ
イラストでわかる腎臓病
慢性腎臓病・腎不全を
改善させる生活ガイド』
富野康日己 監修（法研）

●

『明解! あなたの処方箋 最新版
本気で治したい人の腎臓病』
富野康日己 監修（学研）

木村健二郎（きむら・けんじろう）

独立行政法人 地域医療機能推進機構 東京高輪病院 院長。

1974 年東京大学医学部卒業。同大学医学部附属病院第二内科助手、講師、治験管理センター副センター長などを経て、2001 年より聖マリアンナ医科大学教授に就任。2014 年 9 月より現職。専門は腎臓病全般、高血圧。日本内科学会総合内科専門医・指導医、日本腎臓学会専門医・指導医、日本高血圧学会専門医・指導医。『別冊 NHK きょうの健康 慢性腎臓病（CKD）』（NHK 出版）、『NHK ここが聞きたい！名医にQ 腎臓病のベストアンサー』（主婦と生活社）など、著書、監修書、編書多数。

レシピ・料理作製／食事療法監修

高村晴美（たかむら・はるみ）

独立行政法人 地域医療機能推進機構 東京高輪病院　栄養管理室長。

徳永圭子（とくなが・けいこ）

独立行政法人 地域医療機能推進機構 東京山手メディカルセンター　栄養管理室長。

装幀　石川直美（カメガイ デザイン オフィス）
カバー写真　ankomando/Shutterstock.com
本文イラスト　植木美江
本文デザイン　上城由佳、梶原七恵（近江デザイン事務所）
撮影　安田　裕（ヤスダフォトスタジオ）
撮影協力　UTUWA
校正　渡邉郁夫
編集協力　柄川昭彦、オフィス201
編集　鈴木恵美（幻冬舎）

専門医が教える 慢性腎臓病でも長生きする方法

2016年10月5日　第1刷発行

著　者　木村健二郎
発行人　見城　徹
編集人　福島広司

発行所　株式会社　幻冬舎
〒151-0051　東京都渋谷区千駄ヶ谷4-9-7
電話　03（5411）6211（編集）　03（5411）6222（営業）
振替00120-8-767643
印刷・製本所　株式会社 光邦

検印廃止

ISBN978-4-344-90319-7 C2077
Printed in Japan
幻冬舎ホームページアドレス　http://www.gentosha.co.jp/
この本に関するご意見・ご感想をメールでお寄せいただく場合は、comment@gentosha.co.jpまで。